Best of Therapie

Mit „Best of Therapie" zeichnet Springer die besten Masterarbeiten aus den Bereichen Ergotherapie, Logopädie und Physiotherapie aus. Inhalte aus den etablierten Bereichen der Therapiewissenschaft, Pädagogik, des Gesundheitsmanagements und der Grundlagenforschung finden hier eine geeignete Plattform. Die mit Bestnote ausgezeichneten Arbeiten wurden durch Gutachter empfohlen und behandeln aktuelle Themen rund um die Therapiewissenschaften im Gesundheitswesen.
Die Reihe wendet sich an Praktiker und Wissenschaftler gleichermaßen und soll insbesondere auch Nachwuchswissenschaftlern Orientierung geben.

Weitere Bände in dieser Reihe http://www.springer.com/series/15357

Nadja Büttner

Zervikale Bewegungs- und Kontrolldysfunktionen

Überprüfung der Reliabilität
von aktiven Bewegungstests
bei Nackenbeschwerden

Mit einem Geleitwort von Barbara Kern, MMSPthy

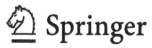 Springer

Nadja Büttner
Kempten, Deutschland

Best of Therapie
ISBN 978-3-658-20855-4   ISBN 978-3-658-20856-1   (eBook)
https://doi.org/10.1007/978-3-658-20856-1

Die Deutsche Nationalbibliothek verzeichnet diese Publikation in der Deutschen National-
bibliografie; detaillierte bibliografische Daten sind im Internet über http://dnb.d-nb.de abrufbar.

Gedruckt auf säurefreiem und chlorfrei gebleichtem Papier

Springer ist ein Imprint der eingetragenen Gesellschaft Springer Fachmedien Wiesbaden GmbH
und ist Teil von Springer Nature
Die Anschrift der Gesellschaft ist: Abraham-Lincoln-Str. 46, 65189 Wiesbaden, Germany

Geleitwort

Muskuloskelettal bedingte Nackenschmerzen sind eine weit verbreitete Dysfunktion in der heutigen Gesellschaft und können die Lebensqualität massiv beeinträchtigen. Nackenbeschwerden haben meist multifaktorielle Ursachen und beinhalten ein großes Chronifizierungsrisiko. Zur Diagnosestellung von Bewegungs- und Kontrolldysfunktionen im Nackenbereich gibt es bis dato keinen Goldstandard.

Daher hat sich die Autorin zum Ziel gesetzt, eine Testbatterie von aktiven Bewegungstests zur Identifikation von zervikalen Bewegungs- und Kontrolldysfunktionen zu entwickeln. Die methodische Aufarbeitung erfolgte mittels einer prospektiven diagnostischen Querschnittstudie.

Die Weiterentwicklung von standardisierten, reliablen Untersuchungs- und Behandlungstechniken ist eine große Herausforderung, der mit dieser Arbeit ein Stück nähergekommen wurde. Die Autorin hat einen wesentlichen Meilenstein gelegt zur Weiterentwicklung und Professionalisierung im Fachbereich Physiotherapie. Die klinische Relevanz und die Implementierung in den physiotherapeutischen Praxisalltag sind hervorragend möglich, ohne teure apparative diagnostische Mittel zu benötigen.

Effektive Behandlungsstrategien können dadurch herausgefunden und folglich eine „best-practice" Therapie durchgeführt werden. Eine außergewöhnliche, wissenschaftlich sehr gut aufgearbeitete Arbeit, welche ich nur empfehlen kann zu lesen.

Barbara Kern, MMSPthy

Danksagung

Mein besonderer Dank gilt allen, die mich bei der Entstehung der Masterthesis unterstützt haben und an der Entwicklungung und Umsetzung der Studie beteiligt waren.

Johannes Denninger und Sebastian Zapf für die investierte Zeit, die guten Augen und das Urteilsvermögen.

Jürgen Berkmiller für die Betreuung, die kritischen Gedanken und konstruktiven Anmerkungen zu jeder Zeit.

John Langendoen-Sertel, Marc van Liebergen und Frans Bernsen für die fachliche Unterstützung und gestalterische Freiheiten im Arbeitsalltag.

Manuela Sachse für die vielen ausführlichen Telefonate und das Korrekturlesen.

Das gesamte Therapy4U-Team für die organisatorische Unterstützung.

Nadja Büttner

Inhaltsverzeichnis

Abbildungsverzeichnis

Tabellenverzeichnis

Abkürzungsverzeichnis

A.	Arteria
AGST	Ausgangstellung
al.	alli
Art.	Articulatio
bzw.	beziehungsweise
ca.	circa
cm	Zentimeter
EST	Endstellung
etc.	et cetera
FABQ	Fear Avoidance Belief Questionnaire
FABQ-PA	Fear Avoidance Belief Questionnaire – Physical Activity
FABQ-W	Fear Avoidance Belief Questionnaire – Work
H0	Nullhypothese
H1	Arbeitshypothese
HWS	Halswirbelsäule
ICF	International Classification of Functioning, Disability and Health (dt.: Internationale Klassifikation der Funktionsfähigkeit, Behinderung und Gesundheit)
κ	Kappa-Wert
Kap.	Kapitel
kg	Kilogramm
Lig./Ligg.	Ligamentum/Ligamenti
m	Meter
mm	Millimeter
M./Mm.	Musculus/Musculi

MRT	Magnetresonanztomographie
MW	Mittelwert
n	Anzahl
NDI	Neck Disability Index
ODI	Oswestry Disability Index
oHWS	obere Halswirbelsäule
Proc.	Processus
p-Wert	Signifikanzwert
S.	Seite
u.a.	untere anderem
uHWS	untere Halswirbelsäule
VAS	Visuelle Analogskala
vgl.	vergleiche
z.B.	zum Beispiel

1 Einleitung

1.1 Allgemeiner Hintergrund

Muskuloskelettal bedingte Nackenschmerzen stellen eine weit verbreitete Dysfunktion und die viert häufigste Erkrankung mit Aktivitätseinschränkungen in der heutigen Gesellschaft dar (Hoy et al., 2014). Die Punktprävalenz von Nackenschmerzen in der weltweiten Bevölkerung lag 2010 laut einer Metaanalyse des „Global Burden of Disease"-Projekts bei 4,9% und die Dauer einer eingeschränkten Lebensqualität durch Nackenschmerzen stieg von 1990 bis 2010 deutlich (Hoy et al., 2014).

Die Längsschnittstudien von Côté et al. (2004) und Croft et al. (2001) zeigten eine jährliche Inzidenz von Nackenbeschwerden bei 1100 untersuchten Probanden und Probandinnen in Kanada bzw. 7669 Testpersonen in England von 14,6% und 17,9%. Bei 37,3% der Probanden und Probandinnen konnten Côté et al. (2004) trotz Behandlungen persistierende Beschwerden und bei 9,9% eine Beschwerdeverschlechterung feststellen.

Nackenbeschwerden basieren auf multifaktoriellen Ursachen und beinhalten ein hohes Chronifizierungsrisiko (Côté et al., 2000a, 2000b; Croft et al., 2001; Rezai et al., 2009). Personen, die beruflich repetitive, statische oder physisch anspruchsvolle Arbeiten verrichten oder den unteren sozialen Schichten angehören, klagen vermehrt über Nackenbeschwerden (Andersson et al., 1993; Côté et al., 2000b; Croft et al., 2001). Auch bei Probanden und Probandinnen, die in der Vergangenheit ein Schleudertrauma erlitten, treten Nackenbeschwerden gehäuft auf (Côté et al., 2000a, 2000b).

Die gesamten Strukturen der Halswirbelsäule (HWS) müssen durch berufliche Anforderungen, alltägliche Ansprüche und Freizeitgestaltungen enormen Kräften standhalten. Einseitige Belastungen, immer wiederkehrende oder exzessive Bewegungen, gehaltene Positionen und der Alterungsprozess können zu Überlastungserscheinungen, Dysfunktionen und veränderten Bewegungsmustern führen. Verschiedene theoretische Erklärungsmodelle wie das Überschreiten der Stress-Toleranz-Grenze für Gewebestrukturen, die Instabilitätstheorie nach Panjabi (1992) oder das Konzept der relativen Steifheit nach Sahrmann (2002, S. 30) beschreiben

© Springer Fachmedien Wiesbaden GmbH, ein Teil von Springer Nature 2018
N. Büttner, *Zervikale Bewegungs- und Kontrolldysfunktionen*,
Best of Therapie, https://doi.org/10.1007/978-3-658-20856-1_1

das Entstehen von maladaptive Bewegungsmustern. Nackenschmerzen stehen im Zusammenhang mit einer beeinträchtigten Bewegungsfähigkeit und Bewegungskontrolle, mit veränderter muskulärer Aktivität und eingeschränkter propriozeptiven Leistungsfähigkeit (Boudreau und Falla, 2014; Falla et al., 2004a, 2004b). Durch maladaptive Bewegungsmuster aufgrund von neuromuskulären und sensorischen Defiziten können sich akute und chronische Schmerzsyndrome entwickeln, die in Bewegungs- und Kontrolldysfunktionen eingeteilt werden können (Hall und Elvey, 1999; Hodges und Moseley, 2003; van Dieën et al., 2003).

Im Rahmen einer physiotherapeutischen Untersuchung stellt das Erkennen dieser Bewegungs- und Kontrolldysfunktion und die Einteilung in richtungsspezifische Untergruppen ein wichtiges diagnostisches Kriterium für ein umfangreiches Schmerzmanagement dar, um langfristig mechanische Fehlbelastungen und Reizungen peripherer Nozizeptoren zu unterbinden und eine Schmerzchronifizierung zu vermeiden (O'Sullivan, 2005).

Zur Diagnose einer Bewegungs- und Kontrolldysfunktion gibt es bis zum heutigen Wissensstand keinen „Goldstandard". Um jedoch zu einem aussagekräftigen Ergebnis zu kommen und effiziente Behandlungsstrategien anzuschließen, wird eine visuelle Beobachtung und Beurteilung von aktiven, funktionellen Bewegungen impliziert (O'Leary et al., 2009; van Dillen et al., 1998).

1.2 Forschungsfrage und Hypothesen

Zur Optimierung des diagnostischen Prozesses von Bewegungs- und Kontrolldysfunktionen während einer physiotherapeutischen Untersuchung bei Patienten/Patientinnen mit Nackenbeschwerden spielt die Intertester-Reliabilität als Gütekriterium bei der Beurteilung von aktiven Bewegungstests eine entscheidende Rolle. Es ergibt sich folgende wissenschaftliche Fragestellung:

■ Sind aktive Bewegungstests zur Identifikation von zervikalen Bewegungs- und Kontrolldysfunktionen bei Patienten und Patientinnen mit Nackenbeschwerden zwischen mehreren Untersuchern reliabel?

Aus der Forschungsfrage lassen sich folgende Nebenfragen ableiten.

▪ Ist durch die Bewertung der gesamten Testbatterie eine Identifikation einer Bewegungs- und Kontrolldysfunktion möglich und ist das Ergebnis reliabel zwischen mehreren Untersuchern?

▪ Ist durch die Identifikation einer Bewegungs- und Kontrolldysfunktion eine Einteilung in richtungsspezifische Untergruppen möglich und ist das Ergebnis reliabel zwischen mehreren Untersuchern?

Um die Forschungsfrage zu beantworten, werden folgende Hypothesen definiert.

Nullhypothese (H0):

Aktive Bewegungstests zur Identifikation von zervikalen Bewegungs- und Kontrolldysfunktionen bei Patienten und Patientinnen mit Nackenbeschwerden sind nicht reliabel zwischen mehreren Untersuchern.

Arbeitshypothese (H1):

Aktive Bewegungstests zur Identifikation von zervikalen Bewegungs- und Kontrolldysfunktionen bei Patienten und Patientinnen mit Nackenbeschwerden sind reliabel zwischen mehreren Untersuchern.

1.3 Ziel der Arbeit

Das primäre Ziel der Arbeit ist das Entwickeln einer Testbatterie von aktiven Bewegungstests zur Identifikation von Bewegungs- und Kontrolldysfunktionen bei Probanden/Probandinnen mit Nackenbeschwerden und die Überprüfung der Intertester-Reliabilität bei der Beurteilung der Testbewegungen. Durch ein qualitativ aussagekräftiges Studiendesign mit detaillierten Beschreibungen und Standardisierungen der Testinstruktionen, -ausführungen und -bewertungen sollen die Studienergebnisse und damit die Bewegungstests im klinischen Praxisalltag umsetzbar und für weitere wissenschaftliche Arbeiten nutz- und vergleichbar gemacht werden. Durch das Zusammenführen von bisher evaluierten Tests zu einer Testbatterie mit geringer Testanzahl soll ein minimaler zeitlicher Durchführungsaufwand gewährleistet werden, sodass die Testbatterie in Physiotherapiepraxen mit einer Untersuchung- und Behandlungszeit von 20 Minuten umgesetzt werden kann. Eine Durchführung und Bewertung der Tests ohne kostspielige Geräte oder Messapparaturen soll eine generalisierte Anwendung in physiotherapeutischen Einrichtungen ermöglichen.

Durch die visuelle Beobachtung der Test ohne Videoanalyse wird von einer Übertragung der Ergebnisse in den Praxisalltag ausgegangen.

Als sekundäre Zielstellung wird überprüft, ob die Ergebnisse der Bewertung der entwickelten Testbatterie eine Bewegungs- und Kontrolldysfunktion reliabel zwischen mehreren Untersuchern erkennen lässt und ob eine reliable Einteilung einer erkannten Bewegungs- und Kontrolldysfunktion in richtungsspezifische Untergruppen möglich ist. Wird eine Bewegungs- und Kontrolldysfunktion diagnostiziert und eine Klassifizierung in richtungsspezifische Subgruppen anhand der Testbatterie vorgenommen, könnte eine effektive Behandlungsintervention angeschlossen werden, um Nackenbeschwerden langfristig zu verbessern.

In der vorliegenden Arbeit werden die Zusammenhänge anhand des theoretischen Hintergrundes dargestellt und die Vorgehensweise der empirischen Studie im Methodikteil beschrieben. Es folgt die Darstellung der Ergebnisse, die anschließend diskutiert und mit Resultaten aus weiteren wissenschaftlichen Arbeiten verglichen werden. Die Arbeit schließt mit einem Fazit mit praxisbezogener Implikation ab.

2 Hintergrund der Studie

2.1 Die Halswirbelsäule als funktionelle Einheit

2.1.1 Anatomie und Biomechanik der Halswirbelsäule

Die Halswirbelsäule (HWS) kann in zwei anatomisch unterschiedliche Regionen eingeteilt werden: die obere HWS (oHWS) und die untere HWS (uHWS).

Die oHWS umfasst die Okziputkondylen bis zum Axis. Die uHWS erstreckt sich von den Proc.articularis inferior von C2 bis zu den Proc.articularis superior von Th1 (Kapandji, 2006, S. 162). Die oHWS mit oberem Kopfgelenk (Okziput – C1) und unterem Kopfgelenk (C1 – C2) zeigt einzigartige anatomische Gegebenheiten im Vergleich zur uHWS. Die Bikonvexität der inkongruenten Gelenkflächen von C1 und C2, der zweite Halswirbel mit dem zahnförmigen Dens axis und dem Art.atlantoaxialis mediana, das Fehlen einer diskogenen Struktur und die ligamentäre Führung vor allem durch die Ligg.alaria und das Lig.transversum atlantis ermöglichen eine hohe Stabilität bei hoher Mobilität (Porterfield und DeRosa, 1995, S. 94).

Die uHWS mit den bewegungsführenden Art.zygaphophysialis und den Proc.uncinati, den Wirbelkörpern sowie den diskogenen Strukturen besitzt eine gewichtstragende Funktion für das Gewicht des Kopfes, fängt Druck- und Scherkräfte ab, die durch die angrenzende Muskulatur und das mögliche Bewegungsausmaß entstehen, und weist eine Schutzfunktion für durale, nervale und arterielle Strukturen auf (Porterfield und DeRosa, 1995, S. 85; White und Panjabi, 1978, S. 64).

Vor allem in der oHWS kann eine hohe Dichte an Sensoren gefunden werden, die für die Bewegungsprogrammierung und -regulation des sensomotorischen Systems verantwortlich sind. In Zusammenarbeit mit dem vestibulären und visuellen System durch neurophysiologische Verbindungen werden unter Einbeziehung der Propriozeptoren der HWS posturale Reaktionen hervorgerufen, die Haltungen, Stellungen und Bewegungen im Gleichgewicht halten und sicherstellen (Laube, 2009, S. 42).

Ein funktionelles Zusammenspiel der beiden Regionen gewährleistet einen optimalen Bewegungsumfang der HWS bei gleichzeitiger Stabilität,

© Springer Fachmedien Wiesbaden GmbH, ein Teil von Springer Nature 2018
N. Büttner, *Zervikale Bewegungs- und Kontrolldysfunktionen*,
Best of Therapie, https://doi.org/10.1007/978-3-658-20856-1_2

Schutz sensibler Strukturen und die Ausrichtung des Nackens, des Kopfes und der Augen untereinander sowie im Verhältnis zum restlichen Körper und der Umwelt (Porterfield und DeRosa, 1995, S. 83; White und Panjabi 1978, S. 65; Wu et al. 2007).

2.1.2   Bewegungsrichtungen und Bewegungsausmaße der Halswirbelsäule

In der HWS sind rotatorische und translatorische Bewegungen möglich. Eine *rotatorische Bewegung* ist definiert als eine anguläre Verschiebung des Körpers oder eines Körperteils um eine feststehende Achse, was die Orientierung des Körpers bzw. des Körperabschnitts im Raum verändert. Der Drehpunkt kann sich innerhalb oder außerhalb des rotierenden Körpers befinden. Die Verschiebung wird in Grad gemessen. Eine *translatorische Bewegung* ist eine Gleitbewegung des Körpers bzw. eines Körperteils zeitgleich in dieselbe Richtung entlang einer Achse im Verhältnis zu einem Fixpunkt. Die lineare Verschiebung wird in Meter gemessen. Das Gleiten geschieht in Kombination mit rotatorischen Bewegungen. Isoliertes Gleiten der Wirbelsäule ist nicht möglich (White und Panjabi, 1978, S.63).

Die HWS besitzt sechs Freiheitsgrade: Rotation und Translation um eine vertikale, sagittale und horizontale Achse in der Horizontal-, Frontal- und Sagittalebene. Angulärer Bewegungen in Flexion, Extension, Lateralflexion und axialer Rotation sind möglich (Dobner und Perry, 2001, S. 13; Kapandji, 2006, S. 162).

Diese Bewegungen stellen gekoppelte Bewegungen dar. *Gekoppelte Bewegungen* sind definiert als eine primäre Bewegung in einer Ebene, die automatisch mit einer Bewegung in mindestens einer zweiten Ebene einhergehen. Die Bewegungen passieren exakt zur gleichen Zeit und können nicht isoliert voneinander durchgeführt werden. Gekoppelte Bewegungen kommen aufgrund von den individuell anatomischen Gegebenheiten der Wirbelkörper, der Wirbelsäulenkrümmung und der verbundenen Ligamente zu Stande (White und Panjabi, 1978, S.39).

Die Flex- und Extension werden als gekoppelte Bewegung aus sagittaler Rotation und anteriorer bzw. posteriorer Translation beschrieben. Der Drehpunkt befindet sich im Wirbelkörper des kaudalen Wirbels bzw. im Dens unmittelbar des Foramen transversum, durch das die A.vertebralis zieht. Der Drehpunkt und das Foramen transversum der einzelnen Wirbelkörper liegen fast auf der gleichen Bewegungsachse, um Belastungen auf die Arterie bei Bewegungen so gering wie möglich zu halten (White und Panjabi, 1978, S.65).

Rotation und Lateralflexion stellen ebenfalls gekoppelte Bewegungen dar und sind in der oHWS gegensinnig und in der uHWS gleichsinnig gekoppelt (Kapandji, 2006, S. 174). Durch die unterschiedliche Kopplung der beiden Regionen der HWS können Kompensationsmechanismen stattfinden, um exakte Bewegungen zu ermöglichen und nicht erwünschte Bewegungen auszugleichen. Das Zusammenspiel zwischen den gekoppelten Bewegungen der oHWS und uHWS sind wichtige Voraussetzungen für das Ausführen von reinen Bewegungen der gesamten HWS (Kapandji, 2006, S. 202). ·

Die Bewegungsausmaße der angulären Bewegungen der HWS für die einzelnen Bewegungsrichtungen sind in der Literatur nicht einheitlich dargestellt und weisen eine hohe interindividuelle Variabilität auf (Kapandji, 2006, S. 36; Porterfield und DeRosa, 1995, S. 90; White und Panjabi, 1978, S. 71). Klinische Studien zur Quantifizierung zervikaler Bewegungen zeigen unterschiedliche Durchführungen mit verschiedenen Messapparaturen, Analysetechniken und Referenzpunkten, was Abweichungen erklären könnte. Eine fehlende Generalisierbarkeit des Probandenguts und eine geringe Aussagekraft der Gütekriterien der Messinstrumente trägt zu den unterschiedlichen Angaben bei (Chen et al., 1999). In Tabelle 1 sind die Normwerte der Bewegungsausmaße der HWS zusammenfassend dargestellt.

In weiteren Studien wird die interindividuelle Abweichung deutlich. Dvir et al. (2006) kommen zu dem Schluss, dass es bei Messungen des Bewegungsausmaßes bei Probanden/Probandinnen nach Schleudertrauma oder mit degenerativen Veränderungen der HWS zu interindividuellen Abweichung von 20-25° kommen kann und intraindividuelle Abweichung von 5-10° möglich sind. Bei Personen mit Nackenbeschwerden zeige sich im Vergleich zu asymptomatischen Personen zu 25-35% signifikant geringer Bewegungsausschläge. Zu diesem Ergebnis kamen auch Holmes et al. (1994) und Machino et al. (2016). Machino et al. (2016) zeigten eine vergrößerte zervikale Lordose in neutraler Position bei 2246 Probanden/Probandinnen mit und ohne Nackenbeschwerden mit zunehmendem Alter (40-90 Jahre) und belegten, dass sich bis auf die Flexion das volle zervikale Bewegungsausmaß mit voranschreitendem Alter reduzierte. Eine vergrößerte zervikale Lordose biete weniger Toleranz für extensorische Belastungen und könnte frühzeitiger zu Symptomen führen. Bei Frauen war das volle Bewegungsausmaß größer als bei

Tabelle 1:   Normwerte zervikaler Bewegungen

Bewegungs-richtung	ROM in °	ROM der dominierenden Region in ° (Sahrmann, 2010, S.53)
Extension	75 (Kapandji, 2006, S.36) 45 (Winkel et al., 2004, S.282) 40 (Schünke et al., 2014, S.101) 85 (Sahrmann, 2010, S.53)	uHWS 70
Flexion	40 (Kapandji, 2006, S.36) 60 (Winkel et al., 2004, S.282) 65 (Schünke et al., 2014, S.101) 45-50 (Sahrmann, 2010, S.53)	uHWS 35
Rotation	90 (Kapandji, 2006, S.41) 90 (Winkel et al., 2004, S.282) 90 (Schünke et al., 2014, S.101) 90 (Sahrmann, 2010, S.53)	oHWS 40-45 uHWS 45
Lateralflexion	35-45 (Kapandji, 2006, S.39) 45 (Winkel et al., 2004, S.283) 35 (Schünke et al., 2014, S.101) 40 (Sahrmann, 2010, S.53)	uHWS 35

°=Grad; oHWS=obere Halswirbelsäule; ROM=range of motion; uHWS=untere Halswirbelsäule

Männern. Simpson et al. (2008) gaben ein verringertes zervikales Bewegungsausmaß von 5° bei Flexion und Extension pro Jahrzehnt an. Ebenfalls konnte ein Zusammenhang zwischen Bewegungsausmaß und degenerativen Veränderungen gefunden werden. Ein zusätzlicher Punkt auf dem Kellgren-Lawrence-Beurteilungssystem für arthrotische Prozesse korrelierte mit 1,2° verringertem Bewegungsausmaß in dem degenerativ veränderten und 0,8° vergrößertem Bewegungsausmaß in dem darüber liegenden Segment.

Werden die einzelnen Bewegungssegmente der HWS betrachtet, können ebenfalls unterschiedliche Bewegungsausmaße erkannt werden.

White und Panjabi (1978, S.71) gaben das größtmögliche anguläre intersegmentale Bewegungsausmaß der uHWS bei Flex- und Extension mit 17° im Segment C5/6, gefolgt von 16° im Segment C6/7 und von 12° im Segment C4/5 an. Holmes et al. (1994) überprüften die segmentale Bewegung von C2 bis C7 bei Extension und Flexion bei asymptomatischen

Personen und bei Personen mit zervikaler Myelopathie. Die größte segmentale Bewegung für Flexion und Extension wurde in beiden Gruppen im Segment C4/5 bei Personen jünger als 50 Jahre und im Segment C5/6 bei Personen älter als 90 Jahre festgestellt.

Einig sind sich die Autoren, dass zwischen Okziput und C1 keine bis eine minimale Rotation von 0 - 4,8° zu beiden Seiten möglich ist, was mit der Schutzfunktion der A.vertebralis begründet wird, die nach Austritt aus dem Foramen transversarium atlantis mit einer Biegung von 90° in die Atlasschleife übergeht und in das Formamen magnum eintritt. Ebenfalls beschreiben die Autoren die Rotationsfähigkeit von C1/C2 mit 39 - 47° einheitlich.

Die sagittale Translation der uHWS bei Flexion und Extension liegt bei 2 - 3,5mm mit etwas mehr anteriore als posteriore Translation von 0,3mm (White und Panjabi, 1978, S. S71). Wu et al. (2007) konnten die größte anteriore Translation bei zervikaler Flexion im Segment C4/C5 von 1,2mm und im Segment C5/C6 von 1,1mm bei 56 gesunden Probanden/ Probandinnen mit einer radiographischen Videofluoroskopie mit anterior-posteriorem Strahlengang nachweisen. Die posteriore Translation bei zervikaler Extension betrug im Segment C4/C5 1,3mm und im Segment C5/C6 1,2mm. Diese Ergebnisse zeigen, dass die größte translatorische Bewegungskomponente im Segment C4/5 stattfindet.

Zusammenfassend ist trotz einer hohen Variabilität bei Messungen des Bewegungsausmaßes der größte rotatorische und translatorische Bewegungsausschlag bei Flexion und Extension in den Segmenten C4/5 und C5/6 zu finden. Ebenfalls zeigen die Ergebnisse übereinstimmend, dass im Segment C1/C2 die Hälfte der Rotationsbewegung stattfindet, das Bewegungsausmaß vor allem in Extension sich mit zunehmendem Alter verringert, das Bewegungsausmaß mit degenerativen Veränderungen korreliert und dass Probanden/Probandinnen mit Nackenbeschwerden ein signifikant geringeres Bewegungsausmaß im Vergleich zu asymptomatischen Probanden/Probandinnen zeigen.

Die Autorin postuliert, dass für die Beurteilung einer Bewegungs- und Kontrolldysfunktion das Wissen, trotz hoher Variabilität, über die Norm eines Bewegungsausmaßes, über das Verhältnis der Ausmaße der einzelnen Abschnitte der HWS zueinander, über das Verhältnis zwischen rotatorischen und translatorischen Bewegungskomponenten sowie über den Einfluss von intrinsischen und extrinsischen Faktoren eine wichtige Vorrausetzung sein kann, um ein aussagekräftiges Ergebnis treffen zu können.

2.1.3   Muskulatur der Halswirbelsäule

Die Koordination von Bewegungen durch komplexe Vorgänge des sensomotorischen Systems mit der Muskulatur als ausführendes Organ stellt die Basis aller Bewegungsleistungen dar. Die Muskulatur hat die Aufgabe Positionen des Körpers und einzelne Körperabschnitte gegen die Schwerkraft zu stabilisieren, den Körper und Körperabschnitte auszurichten und physiologische Bewegungen durchzuführen (Laube, 2009, S. 10; White und Panjabi, 1978, S.64).

Die Muskulatur kann, ausgehend von der Wirbelsäule, in ventral, dorsal und lateral liegende Muskelgruppen mit flexorischer, extensorischer, rotatorischer und lateralflexorischer Funktion unterteilt werden. Ebenfalls ist eine Einteilung, abhängig von der Lage zur Bewegungsachse, in intrinsische und extrinsische Muskelgruppen möglich (Sahrmann, 2010, S. 54; White und Panjabi, 1978, S. 64).

Die intrinsischen oder lokalen Muskeln liegen direkt an der Bewegungsachse und haben die Aufgabe, eine Bewegung so exakt wie möglich zu koordinieren. Diese Muskelgruppe weist eine minimale bis keine Änderung der Länge bei Kontraktion auf, ist somit nicht richtungsabhängig und für die Kontrolle, die Integritätssicherung und die Stabilität der Segmentbewegung verantwortlich (Laube, 2009, S. 442). Ebenfalls besitzt diese Muskelgruppe einen hohen Anteil an Typ-I-Fasern, die langsam kontrahierend sind, eine sehr geringe Reizschwelle, hohe oxidative Fähigkeit und eine hohe Ermüdungsresistenz aufweisen sowie posturale Reaktionen auf geringem Kraftniveau ermöglichen (Laube, 2009, S.75).

Die extrinsischen Muskeln befinden sich im größeren Abstand zur Bewegungsachse, besitzen einen größeren Hebelarm und sind für die konzentrische und exzentrische Kraftentwicklung sowie für die Kontrolle des Bewegungsausmaßes abhängig von der Bewegungsrichtung verantwortlich (Sahrmann, 2010, S. 54; White und Panjabi, 1978, S. 64). Diese Muskelgruppe besteht hauptsächlich aus schnell kontrahierenden Typ-II-Fasern mit einer höheren Reizschwelle und schnelleren Ermüdbarkeit als die Muskelfasern der intrinsischen Muskulatur und besitzt glykolytische Fähigkeiten zur Generierung von Kraft (Laube, 2009, S.75).

Im folgenden Abschnitt und in Tabelle 2 werden die Muskelgruppen beschrieben und einzelne Muskeln genannt, die eine wichtige Funktion für die Beurteilung einer Bewegungs- und Kontrolldysfunktion besitzen.

Tabelle 2: Darstellung zervikaler Muskelgruppen (Sahrmann, 2010, S. 54; White und Panjabi,1978, S. 64)

Flexoren	intrinsisch	extrinsisch
	M.rectus capitis anterior (oHWS) M.rectus capitis lateralis (oHWS) ^ M.longus colli (uHWS) * M.longus capitis (uHWS)	M.sternocleido- mastoideus *^ Mm.scaleni anterior und medius *^
Extensoren	intrinsisch	extrinsisch
	Mm.rectus capitis posterior major und minor (oHWS) Mm.oblique capitis inferior und superior (oHWS) Mm.semispinalis capitis (oHWS) und cervicis (uHWS) * M.splenius capitis (oHWS) und cervicis (uHWS)*^ Mm.longissimus capitis (oHWS) und cervicis (uHWS)*^	M.trapezius descendes *^ M.levator scapulae *^
Rotatoren	intrinsisch	extrinsisch
	M.rectus capitis posterior major Mm.oblique capitis inferior und superior M.splenius	M.sternocleidomastoideus^ M.trapezius descendens^ M.levator scapulae^ Mm.scaleni^

* rotatorische Funktion, ^ lateralflexorische Funktion, M.=Musculus, Mm.=Musculi, oHWS=oberer Halswirbelsäule; uHWS= untere Halswirbelsäule

Die *ventral liegenden intrinsischen Muskelgruppen* besitzen eine flexorische Komponente und sind für die Bewegung der sagittalen Rotation nach anterior verantwortlich. Die *ventral liegenden extrinsischen Muskelgruppen* führen durch Kraftentwicklung bei Flexion eine anteriorere Translation aus.

Die *dorsal liegenden intrinsischen Muskelgruppen* mit extensorischer Funktion bewerkstelligen die sagittale Rotation nach posterior, die *dorsal liegenden extrinsischen Muskelgruppen* mit extensorischer Funktion eine posteriore Translation.

Die *lateral verlaufenden intrinsischen und extrinsischen Muskelgruppen* steuern die Rotation um eine vertikale Achse und besitzen teilweise eine zusätzliche lateralflexorische Komponente.

Eine bedeutende Funktion kommt dem M.sternocleidomastoideus zu, der mehrere Bewegungskomponenten beinhaltet. Je nach Ausrichtung der HWS und Aktivität der ventral liegenden Flexoren kann durch eine beidseitige Kontraktion eine Verstärkung der zervikalen Lordose mit Extension des Kopfes oder eine Flexion der uHWS mit Bewegung des Kopfes nach ventral möglich sein (Kapandji, 2006, S.210).

In der Literatur wird deutlich, dass Nackenschmerzen im Zusammenhang mit veränderter muskulärer Aktivität stehen. Boudreau und Falla (2014) und Falla et al. (2004a, 2004b) stellten bei Nackenschmerzpatienten/-patientinnen eine veränderte elektromyographische Aktivität der oberflächlichen Nackenmuskeln sowie eine verzögerte Feedforward-Aktivierung der tiefen Nackenmuskeln im Vergleich zu gesunden Probanden/Probandinnen bei funktionellen Bewegungen fest. Eine verringerte Aktivität der zervikalen Extensoren bei verstärkter Aktivität des M.trapezius descendes sowie eine asymmetrische Muskelaktivität im Seitenvergleich während Computertätigkeiten konnte bei symptomatischen im Vergleich zu asymptomatischen Personen gezeigt werden (Szeto et al., 2005). Ebenfalls wurden Defizite der isometrischen Kraft und der Ausdauerleistung der zervikalen Flex- und Extensoren bei symptomatischen Probanden/Probandinnen erkannt (Placzek et al., 1999; Silverman et al., 1991; Vernon et al., 1992).

Aus der Darstellung der zervikalen Muskelgruppen sowie aus den Ergebnissen der Literatur wird deutlich, dass zervikale Muskeln Funktionen um mehrere Achsen ausüben und Nackenschmerzpatienten/-patientinnen veränderte Muskelaktivitäten zeigen. Dementsprechend nimmt die Autorin an, dass es bei Fehlfunktionen, veränderten Rekrutierungsmustern und muskulären Dysbalancen zu Achsabweichungen kommen kann, die bei bestimmten Bewegungsausführungen auffällig und beobachtbar werden und woraus sich richtungsspezifische Bewegungs- und Kontrolldysfunktionen ergeben könnten.

2.1.4   Kontrollierendes System der Wirbelsäule

Die rotatorischen und translatorischen Bewegungen der Wirbelsäule werden von drei interaktiven Systemen ermöglicht und stabilisiert (Panjabi, 1992). Das *aktive System* umfasst die an der Wirbelsäule angrenzende Muskulatur mit den dazugehörigen Sehnen, die Kräfte auf die Wirbelsäule übertragen. Das *passive System* besteht aus Bändern, Knochen, Gelenkkapseln und Bandscheiben mit der dazugehörigen Führung der gelenkigen Verbindungen. Das *neurale System* wird aus Rezeptoren in

Sehnen, Muskeln, Bändern, peripheren Nerven sowie dem zentralen Nervensystem gebildet, was Aktionspotenziale verarbeitet, Afferenzen weiterleitet und Impulse an das aktive System zurückgibt.

Agieren die drei Systeme unter intakten Bedingungen werden die einzelnen Segmente und spinale Abschnitte innerhalb der *neutralen Zone* ohne Überwindung von Widerstand in anguläre und translatorische Richtung bewegt. Ist die Bewegung in der neutralen Zone ausgeschöpft, folgt eine Widerstandszunahme während der Bewegung durch die passiven Strukturen und der Übergang in die *elastische Zone*. Die Bewegung in der neutralen und in der elastischen Zone bilden das Bewegungsausmaß des Gelenks, welche unter physiologischen Bedingungen schmerzfrei stattfinden sollte (Panjabi, 1992). Am Bewegungsende wird die Bewegung durch einen Widerstandsanstieg, die sogenannte „Stiffness", gebremst. Diese Steifigkeit beschreibt die Steilheit des Spannungsanstiegs, mit der ein Muskel während exzentrischer Aktivität reagiert (Pope und Panjabi, 1985). Die „Stiffness" wird auf die elastischen Eigenschaften der kraftgenerierenden Kreuzbrücken eines Muskels zurückgeführt (Rack und Westbury, 1974).

Mit der Stabilitäts- bzw. Instabilitätstheorie von Panjabi (1992) und einer inadäquaten Funktion der Systeme können zervikale Schmerzsyndrome erklärt werden. Da das aktive und neurale System maßgeblich an der Bewegungsführung und Stabilitätserhaltung beteiligt sind, kann es laut der Autorin von Bedeutung sein, Dysfunktionen der beiden Systeme über aktive Bewegungstests ausfindig zu machen.

2.2 Dysfunktionen der Halswirbelsäule

2.2.1 Einteilung von Dysfunktionen der Halswirbelsäule

Durch den komplexen anatomischen Aufbau der knöchernen, ligamentären, diskogenen, nervalen und arteriellen Strukturen, die differenzierte biomechanische Bewegungskopplung und die interaktive Zusammenarbeit der bewegenden und stabilisierenden Systeme wird deutlich, dass insuffiziente Strukturen der HWS und/oder inadäquate spinale und supraspinale Prozesse Fehlfunktionen und veränderte Bewegungsmuster hervorrufen können. Maladaptive Bewegungsmuster können aufgrund von veränderten Gewebebelastungen und erhöhtem mechanischem Stress auf Strukturen entstehen und Schmerzprozesse mit Nackenbeschwerden hervorrufen (Hall und Elvey, 1999).

Aus diagnostischer Sicht ist eine Klassifizierung von Nackenbeschwerden sowie eine Einteilung von maladaptiven Bewegungsmustern in Subgruppen für eine physiotherapeutische Untersuchung sinnvoll, um nach einem evidenzbasierten Vorgehen zu handeln und eine spezifische und effektive Intervention zu wählen. Dies kann eine schnelle und langfristige Symptomreduktion ermöglichen und Kosten sparen (Childs et al., 2004, 2008; Heintz und Hegedus, 2008; O'Sullivan, 2005; Wang et al., 2003).

2.2.1.1   Klassifikationen von Nackenbeschwerden

Nackenbeschwerden können in verschiedene Kategorien und klinisch-nutzbare Gruppen eingeteilt werden, die auf der Entstehungsursache oder auf einer behandlungsorientierten Einteilung basieren (Childs et al., 2008; Heintz und Hegedus, 2008; O'Sullivan, 2005). In der Literatur wird deutlich, dass sich in den letzten Jahren bei Patienten/Patientinnen mit Nackenbeschwerden der Fokus von pathoanatomischen Einteilungen auf behandlungsorientierte Subgruppenbildung basierend auf klinischen Präsentationen geändert hat. Durch eine behandlungsorientierte Einteilung können Patienten/Patientinnen mit ähnlichen Charakteristiken und klinischen Zeichen zusammengefasst und mit spezifischen diagnostischen Testverfahren in Subgruppen eingeteilt werden. Einige Autoren/Autorinnen teilen Nackenschmerzen anhand von klinischen Zeichen in Subgruppen ein. Die Einteilung variieren aufgrund von unterschiedlichen Benennungen.

Nach der klinischen Behandlungsleitline basierend auf der „International Classification of Functioning, Disability and Health" (ICF) werden Nackenschmerzen ohne Zeichen und Symptome für eine schwerwiegende Pathologie oder für ursächlich psychosoziale Faktoren in die Subgruppen Bewegungseinschränkungen, Kopfschmerzen, ausstrahlenden Beschwerdemuster sowie in Bewegungs- und Koordinationsbeeinträchtigungen eingeteilt (Childs et al., 2008).

In Studien von Heintz und Hegedus (2008) und Childs et al. (2004) stellt das behandlungsorientierte Klassifikationssystem mit der Kategorie Schmerzkontrolle und der Intervention der Wiederherstellung der aktiven motorischen Kontrolle eine Subgruppe dar. Sahrmann (2010, S.58) kategorisiert muskuloskelettal bedingte Dysfunktionen in richtungsspezifische Syndrome, die sich auf die vorhandene Kinesiopathologie beziehen. O'Sullivan (2005) klassifiziert unspezifische mechanisch-bedingte Rückenschmerzen u.a. in die Subgruppe der motorischen Kontrolle, die in Bewegungs- und Kontrolldysfunktionen unterteilt werden kann. Fritz und Brennan (2007), Wang et al. (2003) und Clair et al. (2006) zeigten, dass durch eine behandlungsorientierte Subgruppenbildung die klinischen Outcomes Schmerz, Bewegungsausmaß, funktionelle Einschränkung und körperliche Leistungsfähigkeit bei Patienten/Patientinnen mit Nackenschmerzen signifikant verbessert werden konnten und dass je nach Einteilung weniger Behandlungssitzungen notwendig waren.

2.2.1.2   Einteilung von maladaptiven Bewegungsmustern

In der Literatur werden für maladaptive Bewegungsmuster unterschiedliche Synonyme verwendet: „movement control impairment/dysfunction", „movement system impairment", „motor control impairment/deficits", „clinical/segmental instability", „movement impairment", „control impairment", „movement impairment syndrome", „relative flexibility", „klinische Instabilität", „Dysfunktionen der motorischen Kontrolle" oder „Bewegungs- und Kontrolldysfunktion".

In der vorliegenden Arbeit wird der Begriff „Bewegungs- und Kontrolldysfunktion" als Subgruppierung von Nackenbeschwerden nach der Definition von O'Sullivan (2005) verwendet.

Eine *Bewegungsdysfunktion* ist als eine eingeschränkte Bewegung in eine oder mehrere schmerzhafte Richtungen definiert, die bei funktionellen Bewegungen vermieden wird. Eine abnormale Muskelrekrutierung mit Schutzspannung und Kokontraktionen bei Bewegungen in die schmerzhafte und eingeschränkte Richtung sowie eine erhöhte Belastung sämtlicher Strukturen mit immer wiederkehrender Stimulation der nozizeptiven Sensoren können die Folge sein.

Eine *Kontrolldysfunktion* wird als Funktionsstörung beschrieben, bei der eine oder mehrere kombinierte Bewegungsrichtungen nicht mit der zu erwarteten und ausreichenden Bewegungsqualität durchgeführt werden können. Aufgrund eines Verlustes der motorischen Kontrolle während dynamischen und statischen Bedingungen, kann es immer wieder zu einer erneuten Schmerzprovokation kommen. Es ist meist keine Einschränkung des Bewegungsausmaßes zu finden.

2.2.1.3   Einteilung von Bewegungs- und Kontrolldysfunktionen

Sahrmann (2010, S. 58) unterteilt Bewegungs- und Kontrolldysfunktionen der HWS in vier richtungsspezifische Syndrome, die in dieser Arbeit als

Subgruppierung genutzt werden: Extensions-Dysfunktion, Extensions-Rotations-Dysfunktion, Flexions-Dysfunktion und Flexions-Rotations-Dysfunktion.

Die *Extensions-Dysfunktion* ist durch eine auffällige Bewegungsausführung der zervikalen Extension mit einer veränderten Bewegungsverteilung in den zervikalen Regionen gekennzeichnet. Muskuläre Dysbalancen zwischen schwachen intrinsischen Flexoren und überaktiven extrinsischen Extensoren führen zu einer Dysbalance zwischen sagittaler Rotation und posteriore Translation bei Bewegungen in Extension, wodurch Schmerzen und Bewegungseinschränkung auftreten können. Liegt eine Insuffizienz der ventralen, intrinsischen Muskeln zur Kontrolle der oHWS vor, könnte der M.sternocleidomastoideus eine hochzervikale Extension ausführen. Die Haltung ist durch eine „forward head position" mit vergrößerter zervikaler Lordose und anteriorer Translation sowie einer vergrößerten hochzervikalen Extension mit möglicher Hyperkyphose der Brustwirbelsäule und ein insuffizientes Skapulaalignement gekennzeichnet. Bei Patienten/Patientinnen unter 25 Jahren kann ein exzessives Bewegungsausmaß beobachtet werden, während ältere Personen ein eingeschränktes Bewegungsausmaß durch eine veränderte Haltung und damit eine modifizierte Startposition aufweisen könnten, wodurch sich das Bewegungsausmaß in Extension verringern kann. Die Patienten/Patientinnen klagen häufig über Schmerzen im dorsalen Nackenbereich mit Beteiligung von Kopfschmerzen und möglichen Ausstrahlungen in die Arme (Sahrmann, 2010, S. 58).

Die *Extensions-Rotations-Dysfunktion* ist durch eine abweichende Bewegung in Extension oder Lateralflexion bei Rotation der HWS und/oder einem Missverhältnis des Bewegungsausmaßes in der oHWS und uHWS gekennzeichnet, was mit Schmerzen und Bewegungseinschränkungen einhergehen kann. Muskuläre Dysbalancen zwischen intrinsischen Rotatoren und extrinsischen Extensoren mit rotatorischer Komponente führen zu Ausweichbewegungen, bei denen die horizontale Ebene und die vertikale Achse verlassen wird. Liegt eine Insuffizienz der hochzervikalen intrinsischen Rotatoren vor, könnte bei rotatorischer Bewegungsausführung eine extensorische Komponente durch die Überaktivität des M.sternocleidomastoideus entstehen, was durch den M.trapezius descendens und den M.levator scapulae unterstützt werden könnte. Auffällig könnte eine asymmetrische muskuläre Ausprägung des M.trapezius descendes und M.levator scpaulae sein. Zervikale Schmerzen werden primär unilateral angegeben und es kann zu Beeinträchtigungen von visuellen und auditiven Fähigkeiten kommen. Bei Personen, die arbeits- oder freizeitbedingt immer wiederkehrende einseitige Arbeiten mit einem Arm erledigen oder Haltungen bewusst oder unbewusst in rotierter HWS-Position einnehmen, zeigen diese Dysfunktion. Häufig ist eine von der Norm abweichende Kopf-Augen-Ausrichtung sowie Asymmetrien der Brustwirbelsäule und des Skapulaalignement erkennbar (Sahrmann, 2010, S.66).

Die *Flexions-Dysfunktion* ist durch Beschwerden oder Bewegungseinschränkungen bei Bewegungen mit flexorischer Komponente gekennzeichnet. Ein vergrößertes Bewegungsausmaß der uHWS im Vergleich zur oHWS mit Überaktivität der zervikalen intrinsischen Flexoren und Insuffizienz der zervikalen Extensoren ist erkennbar. Ein Verlust der zervikalen Lordose in Kombination mit einer abgeflachten thorakalen Kyphose kann das Bewegungsausmaß der thorakalen Flexion einschränken und eine vergrößerte zervikale Flexion erfordern. Meisten sind jüngere Personen betroffen, die durch berufliche Tätigkeiten oder Freizeitaktivitäten aufrechte Haltungen, z.b. BallettänzerInnen oder SoldatInnen, einnehmen. Eine Skapuladepression mit „downward rotation" kann sichtbar sein (Sahrmann, 2010, S. 78).

Die *Flexions-Rotations-Dysfunktion* geht mit eingeschränkter und/oder schmerzhafter Rotationsbewegung mit zusätzlicher Ausweichbewegung in Flexion aufgrund von muskulären Dysbalancen zwischen intrinsischen und extrinsischen Rotatoren mit flexorischer Komponente wie einer dominierenden Aktivität der Mm.scaleni anterior und medius und des M.sternocleidomastoideus einher. Patienten/Patientinnen können über visuelle oder auditive Beschwerden klagen und asymmetrische zervikale, thorakale und skapuläre Haltung aufweisen (Sahrmann, 2010, S. 80).

2.2.2   *Ursachen und theoretische Erklärungsmodelle für maladaptive Bewegungsmuster*

Akute Verletzungen, Traumata oder operative Eingriffe mit Verletzungen bestimmter Strukturen sind gut nachvollziehbar und physiotherapeutische Behandlungen orientieren sich nach pathoanatomischen Einteilungen in Heilungsstadien der spezifischen Gewebearten (van den Berg, 2003, S. 48). Das Identifizieren von schmerzauslösenden Strukturen ohne klaren Auslöser stellt eine größere Herausforderung dar. Vor allem bei länger bestehender, mechanisch bedingten Schmerzsymptomatik können Zeichen für die Schmerzursache versteckt, nicht offensichtlich und schwer zu identifizieren sein. Wie kommt es zu Dysfunktionen mit veränderten Bewegungs- und Kontrollmustern?

In diesem Abschnitt folgen theoretische Modelle, aus denen die Ursache
für Bewegungs- und Kontrolldysfunktionen abgeleitet werden können.

2.2.2.1 Stresstheorie und Stress-Toleranz-Grenze für Gewebestrukturen

Mueller und Maluf (2002) entwickelten eine Stresstheorie für Bindegewebe, Muskel- und Nervengewebe sowie Epithelschichten als Erklärungs-
modell für muskuloskelettale Beschwerden. Sie nehmen an, dass ein-
wirkende Kräfte physiologische Reaktionen des Gewebes hervorrufen,
die positive aber auch negative Folgen für das betroffene Gewebe haben
könnten. Die physiologischen Antworten auf eine vorgegebene Belastung
können sich im Gleichgewicht zwischen Strukturauf- und -abbau befinden. Bei einer zu geringen Gewebebelastung mit fehlender mechanischen Beanspruchung passt sich das Gewebe an die niederschwelligen
Stimuli an, reagiert mit Gewebeabbau und kann zu Grunde gehen. Das
Gewebe weist ein geringeres Stresslevel auf. Bei einer höheren Gewebebelastung reagieren die Strukturen mit Gewebeaufbau und einem angepassten höheren Stresslevel. Überschreitet die biomechanische Belastung die Adaptationsschwelle, kann es zu Verletzungen oder zum
Untergang des Gewebes kommen. Weitere externe und interne Faktoren
wie Alter, Medikation, Übergewicht, systemische Erkrankungen, ergono-
mische Gegebenheiten, Schuhwerk und/oder Arbeitsplatzbelastungen
können die Stresstheorie beeinflussen, sodass individuelle Stresslevel
entstehen.

McGill (1997) erklärt muskuloskelettal bedingte Schmerzsyndrome mit
einem Überschreiten des individuellen Stress-Toleranz-Levels und einer
Dysbalance zwischen struktureller Toleranz und einwirkender Kraft. Ge-
webeverletzungen entstünden dann, wenn das Gewebe den einwirken-
den Kräften nicht mehr widerstehen kann und die Belastung das Stress-
Toleranz-Level überschreitet beispielsweise durch ein Schleudertrauma
der HWS bei einem Autounfall.

Ausmaß, Zeit, Dauer, Wiederholungen, Richtung und Art der einwirken-
den Kraft (Kompression, Spannung, Scherkräfte, Rotationskräfte) sowie
die Häufigkeit einer Belastung und Pausen für Adaptationsvorgänge beeinflussen die physiologischen Reaktionen und das Stresslevel (McGill,
1997).

Auch durch immer wiederkehrende, relativ geringe Belastungen oder
durch geringe gleichbleibende Belastungen über eine längere Dauer
kann es zu einer Überschreitung des Stress-Toleranz-Levels kommen

wie z.B. der Nackenextension beim Klettern oder durch Computerarbeit im Sitz über mehrere Stunden. Repetitive Mikrotraumata können über einen länger bestehenden Zeitraum in einem Makrotrauma enden, was zu Beschwerden führen kann (Sahrmann, 2010, S. 5).

Mit einer Überschreitung des Stress-Toleranz-Levels und möglichen Gewebeverletzung kann eine veränderte Funktion des sensomotorischen Systems durch Veränderungen der afferenten Impulse ausgehend von Mechano- und Nozizeptoren einhergehen. Es resultiert eine veränderte biomechanische Ausrichtung zum Schutz des betroffenen und Mehrbelastung eines anderen Gewebes. Eine Entlastung bestimmter Strukturen und eine Überbelastung anderer Strukturen mit veränderter muskulärer Rekrutierung können mit einem veränderten, meist nicht ökonomischen, koordinativen Bewegungsmuster einhergehen (McGill, 1997).

Klare und offensichtliche Hinweise zeigen sich erst bei Gewebeverletzung durch Entzündungszeichen wie Schmerz, Bewegungseinschränkung, Rötung, Überwärmung und Schwellung. Zeichen, die die Grenze des Stress-Toleranz-Levels anzeigen, sind versteckt und deutlich schwieriger zu erkennen. Entscheidungen über Schutz oder Belastung des Gewebes sind schwer zu treffen und aufgrund vieler intrinsischen und extrinsischen Einflussfaktoren ist das individuelle Stress-Toleranz-Level für Physiotherapeuten nicht leicht zu definieren (Mueller und Maluf, 2002).

2.2.2.2 Instabilitätstheorie nach Panjabi (1992)

Basierend auf dem stabilisierenden aktiven, passiven und neuralen System der Wirbelsäule kann es durch Insuffizienz der Systeme und einem inadäquaten Ausgleich eines anderen Systems zu Defiziten und Dysfunktionen der motorischen Bewegung und Kontrolle kommen (Panjabi, 1992).

Gelenke, die eine große neutrale Zone besitzen, brauchen eine exakte passive und aktive Führung, um die Stabilität des Segments aufrecht erhalten zu können wie z.B. die große Rotationsmöglichkeit von C1/C2 mit der ligamentären Führung der Ligg.alaria und der intrinsischen suboccipitalen Muskulatur. Gerät eines dieser Systeme durch pathophysiologische Zustände aus dem Gleichgewicht, haben die anderen Systeme die Möglichkeit der Kompensation. Bei länger bestehendem Ungleichgewicht oder bei außergewöhnlichen Belastungen gibt es die Möglichkeit der Adaptation, wobei es bei normaler Funktion zu veränderten neuralen Prozessen mit angepassten muskulären Rekrutierungen zum Erhalt der spinalen Stabilisierung kommen kann. Durch ausgeschöpfte Adaptation oder Verletzungen der Systeme folgt eine nicht kompensierte Dysfunktion. Die neutrale Zone ist größer als die schmerzfreie Zone, wodurch sich Schmerzsyndrome entwickeln können (Panjabi, 1992).

Durch Veränderungen im passiven System, beispielsweise durch degenerative Veränderungen, ist es möglich, dass das aktive und das neurale System stabilisierende Aufgaben übernehmen können. Es kann bei gleichem Bewegungsausmaß zur veränderten intersegmentalen Bewegung mit verringerter Bewegungsfähigkeit im degenerativen und erhöhter Bewegungsfähigkeit in den angrenzenden Segmenten kommen, was das Stresslevel bestimmter Strukturen erhöht und Nozizeptoren aktivieren kann (Simpson et al., 2008). Dementsprechend kann es durch Defizite in den genannten Systemen zu Dysfunktionen mit Hypermobilitäten oder Instabilitäten kommen (Panjabi, 1992).

Eine *Hypermobilität* wird als „überdurchschnittliches Ausmaß der Beweglichkeit in einer physiologischen Bewegungsrichtung mit normalem Verhalten des Widerstandes" definiert (Westerhuis und Wiesner, 2011, S. 284). Bei einer *Instabilität* ist ein überdurchschnittliches Bewegungsausmaß mit vergrößerter neutralen Zone und ein Verlust der „Stiffness" zu finden (Panjabi, 1992).

Es gibt die Unterscheidung zwischen struktureller und klinischer Instabilität. Bei einer *strukturellen Instabilität* liegt eine überdurchschnittliche Beweglichkeit mit vergrößerter neutralen Zone und verzögertem Widerstand vor, was durch ein Defizit des passiven Systems aufgrund von degenerativen Veränderungen oder Traumata möglich ist. Eine *klinische Instabilität* wird als Verlust der Fähigkeit des stabilisierenden Systems bezeichnet, die intervertebralen Bewegungen innerhalb der neutralen Zone und des physiologischen Limits stattfinden zu lassen und die Ausrichtung der Bewegungssegmente untereinander ohne neurale Dysfunktionen, größere Deformitäten oder Schmerzprozesse zu gewährleisten (Panjabi, 1992).

Instabilitäten zeigen nicht automatisch ein vergrößertes Bewegungsausmaß, sondern korrelieren mit einer vergrößerten neutralen Zone. In der Studie von Panjabi et al. (1994) verringerte sich bei externer Stabilisierung des instabilen Segments die neurale Zone im Vergleich zum Gesamtbewegungsausmaß signifikant. Zu der Korrelation zwischen Instabilitäten und einer vergrößerten neutralen Zone kamen auch Kettler et al. (2002) und Zhu et al. (1999). Dieses Ergebnis könnte zu den klinischen Beschreibungen des blockierten Nackens oder eingeschränkte Bewegung passen, die Patienten/Patientinnen mit möglichen Instabilitäten schildern (Niere und Torney, 2004).

Eine strukturelle Instabilität kann durch das Kompensieren des aktiven und neuralen Systems symptomfrei bleiben. Eine klinische Instabilität kann durch Defizite des aktiven oder neuralen Systems symptomatisch werden (Westerhuis und Wiesner, 2011, S. 287).

2.2.2.3 Konzept der relativen Steifheit nach Sahrmann (2002)

Sahrmann (2002, S. 30) geht davon aus, dass der Körper bei Bewegungen den physischen Gesetzen folgt und den Weg des geringsten Widerstandes nimmt, bei dem am wenigsten Energie benötigt wird. Bestimmten Strukturen wird eine spezifische Flexibilität bzw. „Stiffness" zugeordnet. Je flexibler eine Struktur ist, desto leichter und schneller findet in dem Segment oder Körperabschnitt eine Bewegung statt. Weist eine angrenzende Struktur eine hohe „Stiffness" auf, kann eine mögliche Ausweichbewegung in der flexiblen Struktur erkannt werden, was zu maladaptiven Bewegungsmustern führen könnte. Sahrmann (2002, S. 30) postuliert, dass der induzierte Stress auf Strukturen zu Beginn bzw. während der Bewegung hauptsächlich von linearen Bewegungen provozierend und schmerzauslösend sein könne. Seltener entstehe ein Schmerz am Ende einer Bewegung. Dies spricht wiederrum für die Instabilitätstheorie von Panjabi (1992) mit einer vergrößerten neutralen Zone, die die schmerzfreie Zone überlagert, sowie den Verlust der „Stiffness" mit inadäquater Steuerung des neuralen Systems.

Laube (2009, S. 112) und Fryer et al. (2004) zeigten bei Probanden/Probandinnen mit Rückenschmerzen, dass eine zu geringe physische Aktivität bzw. ein zu geringer Gebrauch der Muskulatur mit einer Verschiebung der Muskelfaserzusammensetzung in Richtung der „Fast-Twitch-Fasern" mit zunehmendem Verlust der „Slow-Twitch-Fasern" einhergehen, was ein Verlust der „Stiffness" der intrinsischen Muskulatur bedeute. Diese morphologischen Veränderungen könnten eine Instabilität eines Bewegungssegmentes begünstigen. Bewegungs- und Kontrolldysfunktionen zeigen sich somit nicht nur primär am Bewegungsende, sondern am Bewegungsbeginn bzw. während der Bewegung (Sahrmann, 2002, S. 30).

2.2.2.4 Arthrogene muskuläre Inhibition

Aufgrund von veränderten afferenten Inputs der Gelenkrezeptoren kann es bei degenerativen Veränderungen, operativen Eingriffen, traumatischen Ereignissen oder Entzündungsprozessen zu Veränderungen auf spinaler und supraspinaler Ebene mit Inhibition der gelenkführenden Muskulatur kommen (Laube, 2009, S. 370).

Rice und McNair (2010) zeigten durch Untersuchungen des M.quadriceps femoris, dass hauptsächlich die Kontraktionsfähigkeit und damit die Kraftentwicklung sowie die Rekrutierungsmuster der Muskulatur verändert sind. Eine Korrelation zwischen dem Ausmaß der muskulären Inhibition und dem Ausmaß der Gelenkschädigung wurde festgestellt. Ebenfalls war die Inhibition am Bewegungsende am deutlichsten ausgeprägt, wodurch Auffälligkeiten der motorischen Kontrolle am Bewegungsende observierbar werden könnten. Die arthrogene muskuläre Inhibition gehe nicht immer mit Beschwerden oder Schmerzen einher und kann dementsprechend auch subklinisch präsent sein. Der Literaturreview von Horre (2008) zeigt, dass diese Resultate verallgemeinert werden können und auch auf Gelenke der HWS übertragbar sind.

2.2.2.5   Zusammenfassung und mögliche Folgen

Basierend auf den Erklärungsmodellen für maladaptive Bewegungsmuster fasst die Autorin zusammen, dass eine an die Beanspruchung angepasste Aktivität der Sensoren mit einer veränderten Informationsübermittlung an das sensomotorische System einhergehen und sich Bewegungs- und Kontrolldysfunktionen entwickeln können. Auf spinaler Ebene wird aufgrund von veränderten qualitativen oder quantitativen Inputs aus den Sensorenstandorten die Stütz- und Zielsensomotorik modifiziert. Diese Tatsache basiert auf der Grundlage der Neuroplastiziät (Laube, 2009, S. 278). Über den veränderten Informationsaustausch kann es zu beanspruchungsbedingten Um- und Neustrukturierungen der neuronalen Netzwerke kommen, wodurch sich die neuronale Kontrolle und somit motorische Bewegungsprogramme verändern können. Ebenfalls kann sich die Entladungsrate der Nozizeptoren anpassen. Hinzu kommen die Veränderungen auf zentraler Ebene, wodurch Feinregulationen von Haltung und Stellungen, räumliche Ausrichtung und Regulation der Willkürbewegung beeinflusst sind (Laube, 2011, S. 97).

Es konnte gezeigt werden, dass Personen mit idiopathisch bedingten Nackenschmerzen und Personen nach Schleudertrauma mit einer verringerten Schmerzschwelle und Schmerztoleranzgrenze auf mechanische Reize reagierten, was auf eine lokale Hyperalgesie durch sensibilisierte periphere Nozizeptoren und/oder durch eine zentrale Sensibilisierung zurückzuführen ist (Curatolo et al., 2001; Scott et al., 2005; Sheather-Reid und Cohen, 1998).

Bestehen veränderte Bewegungs- und Kontrollmuster mit Schmerzen über eine längere Dauer bzw. kommt es zu einer immer wiederkehrenden Überschreitung der gewebespezifischen Stress-Toleranz-Grenze, kann es zu Veränderungen des somatosensorischen Cortex kommen. In der Studie von Flor et al. (1997) konnte durch funktionelle MRT-Darstellungen gezeigt werden, dass sich bei chronischen Schmerzpatienten/-patientinnen die Körperpräsentationen im Homunkulus im Vergleich zu Personen ohne chronische Schmerzen verändern.

Dennoch bleibt die Frage offen, ob Schmerzen bzw. Beschwerden die Ursache oder das Resultat für veränderte Bewegungs- und Kontrollmuster sind.

2.3 Literaturanalyse zur Diagnostik von Bewegungs- und Kontrolldysfunktionen

2.3.1 Literaturrecherche und Suchstrategie

Um den aktuellen Forschungsstand zu dem Thema Diagnostik von Bewegungs- und Kontrolldysfunktionen zu überblicken, wurde eine computergestützte, systematische Literaturrecherche in den Datenbanken Cochrane Library, Cinahl und Medline über PubMed in dem Zeitraum von Januar bis Mai 2015 durchgeführt. Vom 01.11.2016 bis 08.11.2016 wurde die Suche erneut getätigt, um aktuelle Studienergebnisse in dieser Arbeit diskutieren zu können.

Die Suchstrategie zur Ermittlung relevanter Studien wurde in Anlehnung an das PICO-Format (Sackett, 2001) erstellt.

Tabelle 3:   PICO-Format der Suchstrategie (Quelle: eigene Darstellung)

P	Population/Problem	Personen mit Nackenschmerzen
I	Intervention/diagnostischer Test	klinische Tests zur Beurteilung einer Bewegungs- und Kontrolldysfunktion
C	Kontrollgruppe/Referenztest	Personen ohne Nackenschmerzen/ keine Limitierung des Referenzstandards
O	Outcome/Zielgröße	Reliabilität/Validität

Es folgte die Bildung von drei Gruppen mit englischen Synonymen zu den Schlagwörtern „neck pain" oder „cervical vertebrae", „movement control impairment" oder „clinical tests" und „reproducibility of results". Die Suchbegriffe und Verknüpfungen in den Datenbanken sind im Anhang 1 dargestellt.

Die Suche wurde durch das Setzen von Limits eingeschränkt:

▪ „title/abstract/keywords"

▪ Studien in deutscher und englischer Sprache

▪ Veröffentlichung <15 Jahre

▪ klinische Studien

Die Selektion der Studien erfolgte durch das Lesen der Überschriften, der Abstracts und des Volltextes. Die Kriterien zur Studienauswahl bzw. zum Studienausschluss sind im Anhang 2 beschrieben.

Die Evidenzbeurteilung wurde anhand der 10-stufigen Evidenzhierarchie für diagnostische Studien des Oxford Centre for Evidence-based Medicine vorgenommen (Phillips 2009).

2.3.2   Gütekriterien diagnostischer Verfahren

Um eine Bewegungs- und Kontrolldysfunktion zu identifizieren und eine Einteilung in Subgruppen vornehmen zu können, sind spezifische diagnostischer Verfahren notwendig, die den Gütekriterien entsprechen. Standardisierte funktionelle Assessments sind sinnvoll, um das Patientenproblem ganzheitlich zu erfassen und zu behandeln und die Professionalität der Physiotherapie voranzutreiben (Klemme et al., 2007; Schreiber et al., 1999).

Das Kriterium der Reliabilität stellt neben der Validität und Sensitivität für Veränderungen eines der drei wichtigsten Gütekriterien zur Beurteilung klinischer Studien dar und ist eine grundlegende Voraussetzung für die Gültigkeit einer Messung (Batterham und George, 2000).

Die Reliabilität beschreibt die Zuverlässigkeit einer Testung. Die Ergebnisse eines Tests sollten unter gleichen Umständen bei mehrfacher Wiederholung oder durch mehrere Untersucher reproduzierbar sein und identische Resultate hervorrufen (Koch et al., 1977). Die Intertester-Reliabilität misst den Grad der Übereinstimmung zwischen mindestens zwei Untersuchern. Die Intratester-Reliabilität bestimmt den Grad der Übereinstimmung eines Untersuchers zu unterschiedlichen Messzeitpunkten. Die Reliabilität kann mittels metrischen, nominalen oder ordinalen Daten bestimmt werden. Dementsprechend kann der Grad der Übereinstimmung von Untersuchungsergebnissen, radiologischen oder klinischen Zeichen, Klassifikationen oder klinischen Diagnosen angegeben werden. Der Grad der Übereinstimmung kann mittels der prozentualen Übereinstimmung oder mit dem Cohens Kappa berechnet werden. Durch die Berechnung des Kappa-Wertes werden die Ergebnisse in ein Verhältnis zueinander gesetzt und sichergestellt, dass eine zufällige Übereinstimmung ausgeschlossen ist (Sim und Wright, 2005).

Aus der Literaturrecherche wurde deutlich, dass die Untersuchung der Reliabilität von Bewegungstests den Validitätsstudien vorangegangen ist. Das Gütekriterium der Intertester-Reliabilität wurde für diese Arbeit ausgewählt, um eine Ausgangsbasis für weitere klinische Studien mit einem anwendbaren und nachvollziehbarem Messprozedere zu schaffen.

2.3.3 Ergebnisse der Diagnostik von zervikalen Bewegungs- und Kontrolldysfunktionen

Durch die Literaturrecherche konnten zehn Studien identifiziert werden, die die Reliabilität und Validität von klinischen Tests zur Überprüfung von Bewegungs- und Kontrolldysfunktionen bei Patienten/Patientinnen mit Nackenbeschwerden evaluierten (Aasa et al., 2014; Cleland et al., 2006; Elsig et al., 2014; Jørgensen et al., 2014; Juul et al., 2013; Kristjansson und Oddsdottir, 2010; Patroncini et al., 2014; Segarra et al., 2015; Shahidi et al., 2012; Sjölander et al., 2008). Die Ergebnisse der Recherche sind im Anhang 3 dargestellt.

Die diagnostischen Tests identifizierten überwiegend Dysfunktionen des aktiven und neuralen Systems nach Panjabi (1992). Die Studien untersuchten den craniozervikalen Flexionstest, den „Joint Position Error", die Ausdauer der Nackenflexoren und -extensoren sowie die skapulothorakale Muskelkraft und -länge (Cleland et al., 2006; Elsig et al., 2014; Jørgensen et al., 2014; Juul et al., 2013; Shahidi et al., 2012). Durch die Beurteilung der Tests zur Überprüfung der Ausdauer- und Kraftleistung der Muskulatur sowie die Muskellänge können jedoch keine direkten Aussagen über koordinative Leistungen oder Bewegungsabläufe getroffen werden, da einer optimalen muskulären Ausdauer- und Kraftleistung koordinative Fähigkeiten voraus gehen (Laube, 2009, S. 10).

Kristjansson und Oddsdottir (2010) verwendeten das Computerprogramm „The Fly" und zeigten bei Personen mit Nackenschmerzen gute bis sehr gute Werte der Test-Retest-Reliabilität und der diskriminativen Validität bei aktiven zervikalen Bewegungen. Diese Untersuchungen wurden jedoch mittels kostspieliger Messapparate durchgeführt, die im Praxisalltag nicht generalisiert verwendet werden können.

Vier Studien evaluierten die Reliabilität und Validität von Bewegungs- und Kontrolldysfunktion anhand von aktiven Bewegungstests der HWS, des Kopfes und der Arme in verschiedenen Ausgangstellungen (Aasa et al., 2014; Elsig et al., 2014; Patroncini et al., 2014; Segarra et al., 2015). Patroncini et al. (2014) und Segarra et al. (2015) untersuchten die Intertester-Reliabilität von 9 bis 13 im klinischen Alltag gut umsetzbare Bewegungstests, die variable Kappa-Werte von moderate bis fast perfekt (κ=0,47-1) bzw. ausreichend bis fast perfekt (κ=0,32-0,81) erreichten. Die Ergebnisse sind jedoch nur eingeschränkt auf ein klinisches Setting übertragbar, da in beiden Studien die Testbewegungen per Video analysiert und in der Studie von Patroncini et al. (2014) zusätzliche Hilfslinien in das Analyseprogramm eingefügt wurden, um das Erkennen einer Achsabweichung zu erleichtern. Ebenfalls wurden ungenügende bzw. variable Erläuterungen der Testausführung deutlich und die Testbatterien erforderten durch die umfangreiche Testanzahl einen hohen zeitlichen Aufwand (Elsig et al., 2014; Kristjansson und Oddsdottir, 2010; Patroncini et al., 2014; Segarra et al., 2015). Eine Bewertung der gesamten Testbatterie sowie eine Einteilung in richtungsspezifische Dysfunktionen bei erkannter Bewegungs- und Kontrolldysfunktion erfolgte nicht (Patroncini et al., 2014; Segarra et al., 2015).

Die Beurteilung der Evidenz wurde bei allen Studien mit Level 4 bewertet. Die Studien stellten einfach- und doppelblinde Fall-Kontroll-Studien oder prospektive Kohortenstudien ohne Referenzstandard dar. Die Autorin merkt an, dass die Veröffentlichungsjahre dieser Studien zeigen, dass wissenschaftliche Untersuchungen von aktiven Tests zur Identifikation eines maladaptiven Bewegungsmusters der HWS der jüngsten Forschung angehören und durch die große Anzahl an unterschiedlichen Tests noch kein allgemeingültiger Standard für die Diagnostik von zervikalen Bewegungs- und Kontrolldysfunktionen gefunden wurde.

Durch die Literaturrecherche im November 2016 konnten keine weiteren Studien identifiziert werden, die eine Testbatterie zur Beurteilung von Bewegungs- und Kontrolldysfunktionen bei Patienten mit Nackenbeschwerden untersuchte.

2.3.4   Ergebnisse der Diagnostik von lumbalen Bewegungs- und Kontrolldysfunktionen

Im Rahmen der Literaturrecherche zeigte sich, dass Tests und Testbatterien zur Identifikation von Bewegungs- und Kontrolldysfunktionen bei unspezifischen unteren Rückenschmerzen bereits spezifischer als bei zervikalen Beschwerden untersucht und reliable und valide Resultate erzielt wurden (Enoch et al., 2011; Hidalgo et al., 2012; Luomajoki et al., 2007; Tidstrand und Horneij, 2009).

Luomajoki et al. (2007) überprüfte die Intertester- und Intratester-Reliabilität von zehn aktiven Bewegungstests bei Personen mit unspezifischen unteren Rückenschmerzen und konnte sechs Tests für den klinischen Praxisalltag implizieren. Diese sechs Testbewegungen wurden auf die diskriminative Validität getestet und Luomajoki et al. (2008) fanden in der Fall-Kontroll-Studie eine signifikant höhere Anzahl an auffälligen Bewegungstests bei Probanden/Probandinnen mit chronischen lumbalen Rückenschmerzen im Vergleich zu asymptotischen Probanden/Probandinnen (p<0,001) und Probanden/Probandinnen mit akuten (p<0,01) oder subakuten Rückenschmerzen (p<0,03).

Van Dillen et al. (1998) untersuchten die Intertester-Reliabilität eines physiotherapeutischen Untersuchungsablaufs zur Klassifizierung von Subgruppen u.a. anhand von aktiven Bewegungstests bei 138 Personen mit und ohne untere Rückenbeschwerden und fanden gute Werte der Reliabilität. Ein signifikanter Kappa-Wert von κ=0,75 erzielten Harris-Hayes und van Dillen (2009) bei der Überprüfung der Intertester-Reliabilität bei der Einteilung einer Bewegungs- und Kontrolldysfunktion in fünf richtungsspezifische Untergruppen. Der systematische Literaturreview von Carlsson und Rasmussen-Barr (2013) verglich acht Studien und fand variable Intertester- und Intratester-Reliabilitäten von schlechten bis fast perfekten Werten. Nicht alle in diesem Review untersuchten Bewegungstests konnten für die Praxis empfohlen werden. Der systematische Review von Denteneer et al. (2016) beschrieb ähnliche Ergebnisse und die Autoren/Autorinnen kritisierten die hohe Anzahl an Testbewegungen, die zur Diagnostik einer Bewegungs- und Kontrolldsyfunktion eingesetzt wurde sowie die fehlende Genauigkeit der Testbeschreibungen, Durchführungen und Instruktionen. Eine Standardisierung der Tests und ein Vergleich der Ergebnisse untereinander war dementsprechend nicht möglich.

Aufbauend auf den Ergebnissen der Literaturrecherche zur Diagnostik von zervikalen und lumbalen Bewegungs- und Kontrolldysfunktionen

mittels aktiven Bewegungstests und anhand der Reliabilitäts- und Validitätsstudien von Elsig et al. (2014), Luomajoki et al. (2007), Patroncini et
al. (2014) und Segarra et al. (2015) entwickelte sich das Studiendesign
der vorliegenden Arbeit.

3 Methodik

3.1 Studiendesign

Um die Forschungsfrage zu beantworten, wurde eine prospektive, klinisch analytische, diagnostische, monozentrische Studie durchgeführt. Es handelt sich um eine doppel-blindierte Querschnittstudie.

Es wurden Patienten/Patientinnen einbezogen, die mit einer ärztlichen Verordnung mit der Verordnungsposition Manuelle Therapie oder Krankengymnastik aufgrund von Nackenbeschwerden in der physiotherapeutischen Praxis Therapy4U in Kempten vorstellig wurden oder bereits in therapeutischer Behandlung waren. In der Praxis Therapy4U werden gesetzlich- und privatversicherte Patienten/Patientinnen mit schwerpunktmäßig orthopädisch-chirurgischen Beschwerden behandelt. Die Population stellte eine einfache Zufallsstichprobe dar.

Die Rekrutierung der Probanden/Probandinnen erfolgte durch die Sekretärinnen am Empfang, durch die Physiotherapeuten/Physiotherapeutinnen der Praxis sowie durch die Studienleiterin. Die rekrutierenden Therapeuten/Therapeutinnen nahmen nicht als BeurteilerInnen an der Studie teil. Die Therapeuten/Therapeutinnen wurden im Voraus über die Ein- und Ausschlusskriterien der Patienten/Patientinnen informiert.

Im weiteren Verlauf prüfte die Studienleiterin, ob der/die PatientIn in vorangegangenen Therapieeinheiten über die qualitative Ausführung von Kopf-, Nacken- und Armbewegungen instruiert wurde und ob bereits ein aktiver Therapieansatz zur Verbesserung einer Bewegungs- und Kontrolldysfunktionen der HWS erfolgte. Ebenfalls wurde sichergestellt, dass die Beurteiler den potentiellen Probanden/die potentielle Probandin noch nicht behandelt hatten. Nach Sicherstellung der genannten Kriterien nahm die Studienleiterin Kontakt mit den Patienten/Patientinnen auf und klärte sie über den Studieninhalt und den zeitlichen und organisatorischen Ablauf auf. Die Patienten/Patientinnen wurden über eine freiwillige Teilnahme an der Studie informiert und über eventuelle Risiken, den vertraulichen Umgang mit persönlichen Daten sowie über Probandenrechte, wie einen zu jeder Zeit möglichen Studienabbruch, aufgeklärt.

Den Patienten/Patientinnen wurde mitgeteilt, dass die Studie aktive Tests der oberen Extremität und des Kopfes untersucht. Angaben über Beurtei-

© Springer Fachmedien Wiesbaden GmbH, ein Teil von Springer Nature 2018
N. Büttner, *Zervikale Bewegungs- und Kontrolldysfunktionen*,
Best of Therapie, https://doi.org/10.1007/978-3-658-20856-1_3

lungskriterien und über das Ziehen von Rückschlüssen auf die Intertester-Reliabilität wurden nicht getätigt. Nach mündlicher Einverständniserklärung zur Teilnahme an der Studie erfolgte die Überprüfung weiterer
Ein- und Ausschlusskriterien, die Aufnahme der demographischen Daten
sowie eine Terminvereinbarung zur Testung. Das schriftliche Einver-
ständnis erfolgte am Tag der Testung.

Für alle StudienteilnehmerInnen galten ausnahmslos folgende Ein- und
Ausschlusskriterien.

Einschlusskriterien:

▪ ≥ 18 Jahre

▪ der deutschen Sprache mächtig

▪ Verständnis über Inhalt der Studie und Durchführung der Tests

▪ Rezept von einem/einer zuweisenden Arzt/Ärztin mit einer HWS-be-
treffenden Diagnose und der Verordnungsposition Manuelle Therapie oder Krankengymnastik

▪ Nackenbeschwerden mit unabhängiger Beschwerdedauer, klinisch
oder subklinisch: Schmerzen, Bewegungseinschränkungen, Verspannungen, Knacken, rezidivierende Blockaden etc.

▪ keine erfolgte Instruktion über die qualitative Ausführung von Kopf-,
Nacken- und Armbewegungen

▪ kein aktiver Therapieansatz zur Verbesserung einer Bewegungs-
und Kontrolldysfunktionen der HWS

▪ aktive Elevation des Armes ≥170°

▪ standardisierte Ausgangsstellung schmerzfrei möglich

▪ unbekannte Person für Beurteiler

Ausschlusskriterien:

▪ neurologische Zeichen: Sensibilitätsstörungen, Kraft↓, Reflex↓

▪ Radikulopathien

▪ vertebrobasiläre Insuffizienz

▪ nicht abgeklärt: Schwindel, Sprechstörung, Schluckstörung, plötzli-
ches Sturzereignis bei ungetrübter Bewusstseinslage, Doppelbilder,
Übelkeit, Benommenheit, Nystagmus

▪ Operationen oder Frakturen im HWS-/Brustwirbelsäule-/Schulter-
bereich <1Jahr

- neurologische Erkrankungen

- irritierbare oder starke Symptomatik

- Schwangerschaft

- Berufsgruppe Physiotherapeut

Die Auswahl der Stichprobengröße basierte auf vorangegangenen Studien, die die Intertester-Reliabilität bei Bewegungs- und Kontrolldysfunktionen untersuchten (Luomajoki et al., 2007; Patroncini et al., 2014; Segarra et al., 2015). Aus forschungsökonomischen Gründen wurde eine Probandenanzahl von n=30 gewählt.

3.2 Ablauf und Durchführung der Studie

Die Durchführung der Studie fand in der physiotherapeutischen Praxis Therapy4U in Kempten statt.

Acht Wochen vor Testung der Probanden/Probandinnen erhielten die Beurteiler ein einstündiges Training, in dem die Durchführung der Tests, die Instruktionen und die Beurteilungskriterien besprochen wurden. Die Tests wurden anhand eines Patienten mit Nackenbeschwerden, der nicht an der Studie teilnahm, demonstriert. Bis zum Beginn der Testung konnten die Therapeuten die Testbewegungen ausprobieren, um vertraut mit dem Umgang der Testinstruktionen sowie mit der Testbeurteilung zu werden.

Eine Woche vor Studienbeginn erfolgte ein Testdurchlauf mit zwei Probandinnen, die nicht an der Studie teilnahmen, um mögliche Fehlerquellen zu eliminieren und ausstehende Fragen bezüglich der Bewertung der einzelnen Tests bzw. der Testbatterie zu klären.

Vor Beginn der ersten Testung wurde einmalig per Münzwurf bestimmt, welcher Therapeut die Testdurchführung anleitete. Der Instruktionenwechsel erfolgte mit Probandenwechsel/Probandinnenwechsel in der standardisierten Reihenfolge A-B-A-B-A.

Die Probanden/Probandinnen lasen die Einverständniserklärung zur Teilnahme an der Studie und unterschrieben, falls die Teilnahme noch in Frage kam (Anhang 4). Die Studienleiterin überprüfte die noch fehlenden Kriterien für die Studienzulassung und die StudienteilnehmerInnen beantworteten die Visuelle Analogskala (VAS), den Neck Disability Index

(NDI) und den Fear Avoidance Belief Questionnaire (FABQ). Diese Assessments werden unter 3.8 erläutert.

Im weiteren Verlauf führten die beiden Beurteiler die Tests nach standardisiertem Vorgehen durch. Nach jedem Test wurde die Testbewegung beurteilt. Nach Ausführung der sieben Testbewegungen wurde entschieden, ob eine Bewegungs- und Kontrolldysfunktion vorlag oder nicht. Bei Vorhandensein einer Bewegungs- und Kontrolldysfunktion wurde die Dysfunktion in eine Bewegungs-richtung eingeteilt.

Eine Übersicht des Studienablaufes ist in Abbildung 1 dargestellt.

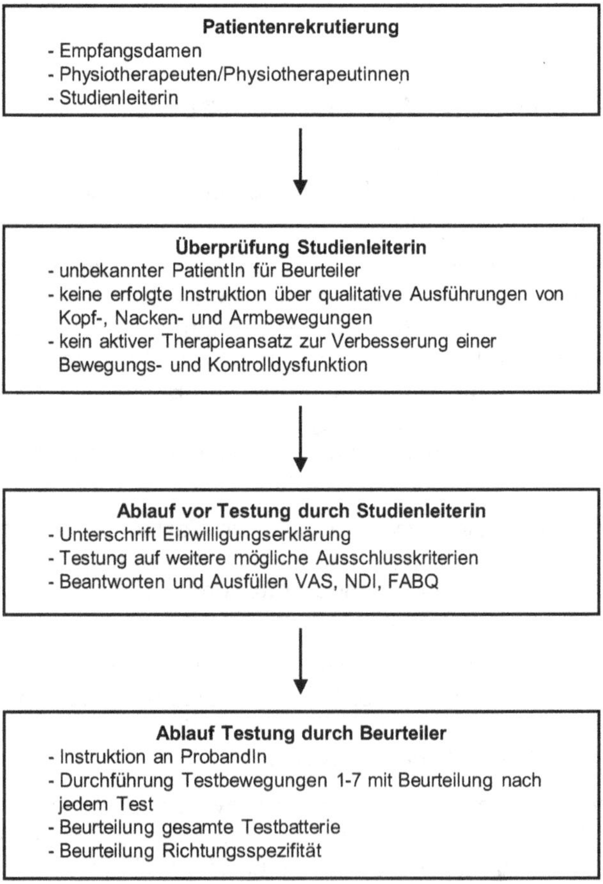

Patientenrekrutierung
- Empfangsdamen
- Physiotherapeuten/Physiotherapeutinnen
- Studienleiterin

↓

Überprüfung Studienleiterin
- unbekannter PatientIn für Beurteiler
- keine erfolgte Instruktion über qualitative Ausführungen von
  Kopf-, Nacken- und Armbewegungen
- kein aktiver Therapieansatz zur Verbesserung einer
  Bewegungs- und Kontrolldysfunktion

↓

Ablauf vor Testung durch Studienleiterin
- Unterschrift Einwilligungserklärung
- Testung auf weitere mögliche Ausschlusskriterien
- Beantworten und Ausfüllen VAS, NDI, FABQ

↓

Ablauf Testung durch Beurteiler
- Instruktion an ProbandIn
- Durchführung Testbewegungen 1-7 mit Beurteilung nach
  jedem Test
- Beurteilung gesamte Testbatterie
- Beurteilung Richtungsspezifität

Abbildung 1: Flussdiagramm Studienablauf (Quelle: eigene Darstellung)

3.3 Auswahl der Probanden/Probandinnen und Verblindung

Die Auswahl der Probanden/Probandinnen erfolgte aufgrund des Studiendesigns an Hand einer Zufallsstichprobe. Es handelt sich um eine doppel-blindierte Studie.

Die Beurteiler waren bezüglich der Ergebnisse des anderen Beurteilers verblindet. Eine weitere unabhängige Person war während der gesamten Testung der einzelnen Probanden/Probandinnen anwesend, um zu gewährleisten, dass die beiden Beurteiler nicht miteinander über Testergebnisse kommunizierten. Die beurteilenden Therapeuten versicherten während des gesamten Studienablaufes nicht über die Testergebnisse gesprochen zu haben.

Die Probanden/Probandinnen waren blindiert, da diese nicht über das Studienziel aufgeklärt wurden. Die Testpersonen wussten nicht, auf welche Kriterien bei der Ausführung der Testbewegungen geachtet und dass Rückschlüsse auf die Intertester-Reliabilität gezogen wurden.

Da der Versuchsauswerter nicht an der Testdurchführung und –beurteilung beteiligt war, konnten die Ergebnisse durch den Versuchsauswerter nicht beeinflusst werden.

3.4 Auswahl der Beurteiler

Zwei Therapeuten von Therapy4U beurteilten die Testbewegungen der Probanden/Probandinnen. Die Therapeuten hatten die Maitland Kurse bis einschließlich Level 2b absolviert, wiesen ein Zertifikat der Manuellen Therapie nach dem Maitland Konzept auf und hatten fünf und neun Jahre Berufserfahrung. Beide Therapeuten können nach der Einteilung der Expertisenentwicklung nach Klemme und Siegmann (2006, S. 44) in das Stadium der Gewandtheit eingeteilt werden. Demnach besitzen sie ein ganzheitliches Verständnis über fachliche Zusammenhänge und können auf vorangegangen Erfahrungen zurückgreifen.

3.5 Auswahl der aktiven Tests

Die Auswahl der Tests zur Identifikation von zervikalen Bewegungs- und Kontrolldysfunktionen erfolgte anhand der Klassifikation von Bewegungs-dysfunktionen nach Sahrmann (2010, S. 58), nach den Ergebnissen der Reliabilitätsstudien von Aasa et al. (2014), Patroncini et al. (2014) und Segarra et al. (2015) sowie der Validitätsstudie von Elsig et al. (2014). Die Tests in den genannten Studien orientierten sich ebenfalls an den Bewegungstests von Sahrmann (2010) sowie nach aktiven Tests von Comerford und Mottram (2012).

Ein hoher Reliabilitäts- und Validitätswert der Testbewegung diente als Auswahlkriterium. Die Testbewegung sollten problemlos im Praxisalltag mit wenig Hilfsmitteln und in kürzester Zeit umsetzbar sein und bereits in Situationen einer physiotherapeutischen Untersuchung zur Analyse der neuromuskulären Kontrolle der HWS genutzt werden. Die Funktionalität der Tests bezogen auf das alltägliche Leben der Patienten/Patientinnen stellte ein weiteres Auswahlkriterium dar. Die Tests sollten Verschiebun-gen der Bewegungsachsen sichtbar und das Erkennen von Missverhält-nissen aus angulären und linearen Bewegungen möglich machen, um eine Identifikation einer Bewegungs- und Kontrolldysfunktion in jede mög-liche Richtung diagnostizieren zu können.

Die untersuchte Testbatterie bestand aus sieben Tests und wurde in standardisierter Reihenfolge durchgeführt:

1. zervikale Rotation

2. zervikale Extension

3. zervikale Flexion

4. Pro- und Retraktion des Kopfes

5. Oberkörperneigung

6. bilaterale Armelevation

7. Schulterflexion mit Gewicht

Test 1 bis 4 stellen Bewegungen des Kopfes und der HWS mit stabilisier-tem Rumpf dar. Test 5 bis 7 sind Bewegungen des Oberkörpers oder der Arme mit stabilisierter HWS und stabilisiertem Kopf.

In den folgenden Unterpunkten und im Anhang 5 sind die Proban-den/Probandinnen- und Therapeutenposition, die Instruktion, die korrekte bzw. inkorrekte Bewegungsausführung mit möglicher verbaler Korrektur und die möglichen Dysfunktionen der einzelnen Teste übersichtlich dargestellt.

3.5.1 Zervikale Rotation

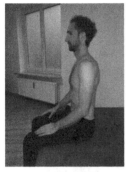 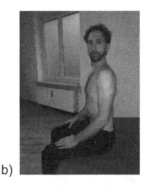

a)   b)

Abbildung 2:   a) AGST zervikale Rotation, b) EST zervikale Rotation
(Quelle: eigene Darstellung)
Probandenposition: Sitz
Therapeutenposition: lateral auf der Seite, zu der bewegt wird

Durch die Testbewegung der zervikalen Rotation kann die rotatorische Bewegungsausführung der oHWS und uHWS zu beiden Seiten beurteilt werden. Eine korrekte Bewegungsausführung stellt die gleichmäßige Rotation von ca. 40 - 45° in der oHWS sowie in der uHWS um eine vertikale Achse mit vertikaler Ausrichtung des Gesichts und horizontaler Ausrichtung der Augen dar. Eine Beurteilung des Gleichgewichts zwischen intrinsischen und extrinsischen Rotatoren sowie zwischen Rotatoren, Flexoren und Extensoren ist möglich (Sahrmann, 2010, S. 51).

Eine vergrößerte translatorische Bewegung im Vergleich zur axialen Rotation bezeichnet eine inkorrekte Bewegung. Es sollte keine Ausweichbewegung in Extension mit Dominanz des M.sternocleidomastoideus und einer vermehrten Bewegung in der oHWS oder einer vermehrten Aktivität des M.trapezius descendens oder des M.levator scapulae, keine Ausweichbewegung in Flexion mit vergrößerter anteriore Translation des Kopfes oder der HWS mit Dominanz der Mm.scaleni und sternocleidomastoideus sowie keine Ausweichbewegung in Lateralflexion erfolgen. Ein Ungleichgewicht in der Bewegungsentfaltung der oHWS und uHWS sowie eine Staccato-Bewegung gilt ebenfalls als inkorrekt (Patroncini et al., 2014; Sahrmann, 2010, S. 51; Segarra et al., 2015).

Es wurde davon ausgegangen, dass durch diese Testbewegung eine Extensions-Rotations- oder eine Flexions-Rotations-Dysfunktion diagnostiziert werden kann.

3.5.2 Zervikale Extension

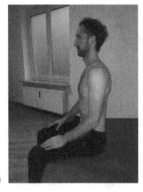
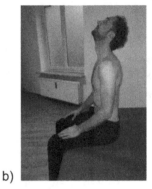

a)   b)

Abbildung 3: a) AGST zervikale Extension, b) EST zervikale Extension
(Quelle: eigene Darstellung)
Probandenposition: Sitz
Therapeutenposition: lateral

Die extensorische Bewegungsausführung der oHWS und uHWS mit hauptsächlicher Bewegungsentfaltung der uHWS bei gehaltener horizontalen Rotationsachse durch die Ohren und das Gleichgewicht zwischen der Aktivität von intrinsischen und extrinsischen Extensoren sowie zwischen Extensoren und Flexoren kann beurteilt werden (Sahrmann, 2010, S. 54). Bei der Bewegung aus der Ausgangsstellung (AGST) in Extension wird die exzentrische Kontrolle der Flexoren mit gleichmäßiger Extension der oHWS und uHWS ohne posteriore Translation der HWS und/oder des Kopfes überprüft. Es sollte keine vergrößerte hochzervikale Extension erkennbar sein. Der Rückweg aus der vollen Extension zurück in neutrale Position testet die konzentrische Aktivität der Flexoren. Eine korrekte Bewegungsausführung wird über eine hochzervikale Flexion eingeleitet (Sahrmann, 2010, S. 54; Segarra et al., 2015).

Eine inkorrekte Bewegungsausführung entsteht durch eine vergrößerte posteriore Translation des Kopfes und/oder der HWS mit verringerter sagittaler Rotation und/oder durch ein vergrößertes Bewegungsausmaß der oHWS im Vergleich zur uHWS. Eine Überaktivität des M.trapezius descendens und/oder des M.levator scapulae im Vergleich zu den intrinsischen Extensoren sowie eine Insuffizienz der intrinsischen Flexoren bei Extension aus der AGST ergeben ein inkorrektes Bewegungsmuster. Eine Überaktivität des M.sternocleidomastoideus und der Mm.scaleni bei der Rückholbewegung des Kopfes aus der vollen Extension mit einer verfrühten Flexion der uHWS sowie eine Staccato-Bewegung stellen eine inkorrekte Bewegung dar (Sahrmann, 2010, S. 54; Segarra et al., 2015).

Die Autorin nimmt an, dass durch diese Testbewegung eine Extensions- oder eine Extensions-Rotations-Dysfunktion diagnostiziert werden kann.

3.5.3   Zervikale Flexion

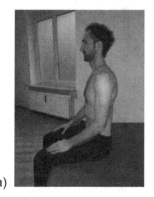 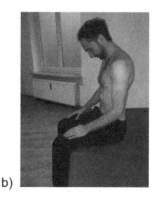

a)   b)

Abbildung 4:   AGST zervikale Flexion, b) EST zervikale Flexion
(Quelle: eigene Darstellung)
Probandenposition: Sitz
Therapeutenposition: lateral

Durch diese Testbewegung kann die flexorische Bewegungsausführung der oHWS und uHWS von 40-80° bei gehaltener Rotationsachse durch die Ohren beurteilt werden, wobei die meiste Bewegungsentfaltung in der mittleren HWS mit Aufhebung der zervikalen Lordose bei möglichst gleichmäßiger Durchführung zu beobachten ist. Ein Gleichgewicht zwischen intrinsischen und extrinsischen Flexoren sowie zwischen Flexoren und Extensoren sollte gegeben sein (Sahrmann, 2010, S. 51).

Eine inkorrekte Bewegungsausführung entsteht durch eine vergrößerte anteriore Translation des Kopfes und/oder der HWS mit verringerter sagittaler Rotation. Eine Insuffizienz der Extensoren bei Überaktivität des M.sternocleidomastoideus und der M.scaleni sowie eine vergrößerte Flexion der uHWS bei geringfügiger hochzervikaler Flexion trägt zu einem inadäquatem Bewegungsmuster bei (Patroncini et al., 2014; Sahrmann, 2010, S. 51; Segarra et al., 2015). Die Diagnostik einer Flexions- oder eine Flexions-Rotations-Dysfunktion könnte möglich sein.

3.5.4 Pro- und Retraktion des Kopfes

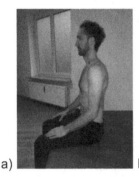 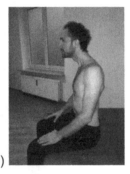 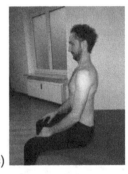

a)   b)   c)

Abbildung 5:   a) AGST Pro- und Retraktion, b) EST Protraktion, c) EST Retraktion
(Quelle: eigene Darstellung)
Probandenposition: Sitz
Therapeutenposition: lateral

Die Pro- und Retraktion stellt eine Bewegungszusammensetzung aus Flexion und Extension der oHWS und uHWS dar. Bei Protraktion wird eine anteriore Translation des Kopfes mit hochzervikaler Extension und eine Flexion der uHWS, bei Protraktion einer posteriore Translation des Kopfes mit hochzervikaler Flexion und eine Extension der uHWS ohne sagittale Rotation beobachtet. Die Ausführung der Pro- und Retraktion erfordert eine adäquate muskuläre Koordination der intrinsischen und extrinsischen Flex- und Extensoren bei gehaltener horizontaler Augen-Nasen-Linie (Sahrmann, 2010, S. 54).

Die Testbewegung wurde in die Testbatterie aufgenommen, da die quantitative und qualitative Bewegungsausführung der oHWS bei Pro- und Retraktion in Flexion und Extension spezifischer beurteilt werden können als bei der vollen zervikalen Flexion oder Extension (Ordway et al.,

1999). Dementsprechend wurde in der vorliegenden Studie eine erkannte Dysfunktion bei Protraktion als Extensions-Dysfunktion und bei Retraktion als Flexions-Dysfunktion spezifisch für die oHWS definiert.

Die Bewegungsausführung kann als inkorrekt bewertet werden, wenn bei Protraktion ein Verlust der hochzervikalen Extension mit vergrößerte Flexion der uHWS oder bei Retraktion ein Verlust der hochzervikalen Flexion mit vergrößerte Extension der uHWS zu erkennen ist. Es sollte keine Pro- und/oder Retraktion der Schultern, keine Flexion der Brustwirbelsäule und/oder Neigungen des Oberkörpers beobachtet werden (Patroncini et al., 2014; Sahrmann, 2010, S. 51). Es wurde davon ausgegangen, dass durch diese Testbewegung eine Extensions- oder eine Flexions-Dysfunktion diagnostiziert werden kann, wobei Ausweichbewegungen in Rotation oder Lateralflexion ebenfalls möglich wären.

3.5.5   Oberkörperneigung

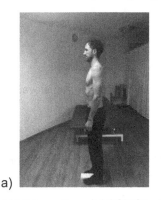
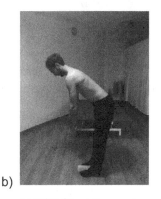

a)   b)

Abbildung 6:   a) AGST Oberkörperneigung, b) EST Oberkörperneigung
(Quelle: eigene Darstellung)
Probandenposition: Stand
Therapeutenposition: lateral

Bei der Oberkörperneigung kann die Stabilität der HWS und des Kopfes bei Rumpfbewegung nach vorne und in AGST zurück beurteilt werden. Bei einer korrekten Bewegungsausführung bleibt die HWS in neutraler Position und ein Gleichgewicht zwischen zervikalen Flex- und Extensoren bei minimaler Schulterprotraktion kann beobachtet werden. Die Augen bleiben zum Boden gerichtet, es sollte keine Bewegung in der HWS und keine exzessive Bewegung in der Brustwirbelsäule stattfinden.

Bei Ausweichbewegungen der HWS, übermäßige Kontraktionen extrinsischer Muskulatur, Protraktion des Kopfes und/oder des Schultergürtels sowie eine exzessiven Bewegung der Brustwirbelsäule gilt als inkorrekt (Patroncini et al., 2014; Segarra et al., 2015). Die Autorin nimmt an, dass durch diese Testbewegung eine Extensions- oder eine Flexions-Dysfunktion erkannt werden kann.

3.5.6   Bilaterale Armelevation

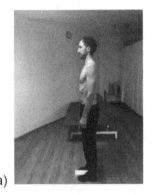
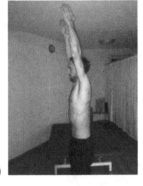

a)   b)

Abbildung 7:   a) AGST bilaterale Armelevation, b) EST bilaterale Armelevation
(Quelle: eigene Darstellung)
Probandenposition: Stand
Therapeutenposition: lateral

Die bilaterale Armelevation testet die muskuläre Stabilität der HWS bei Armbewegung mit erhöhter Geschwindigkeit und die Kokontraktion zwischen Extensoren und Flexoren (Segarra et al., 2015).

Die Bewegungsgeschwindigkeit der Arme wird auf 60 Schläge pro Minute festgelegt. Ein Gleichgewicht zwischen Flex- und Extensoren in stabilisierende Richtung, symmetrische Schulter- und Armbewegungen und eine minimale Bewegung der HWS mit ruhig gehaltenem Kopf stellen eine korrekte Bewegungsausführung dar.

Eine vergrößerte Bewegung der HWS, eine Dysbalance der Stabilität zwischen oHWS und uHWS und/oder eine Ausweichbewegung der Brustwirbelsäule können bei einem inkorrekten Bewegungsmuster erkannt werden. Dazu zählen Ausweichbewegungen des Kinns nach ventro-kranial und/oder in Flexion, Extension oder eine erkennbare Translation der HWS (Patroncini et al., 2014; Segarra et al., 2015). Vor allem auf eine Dysbalance zwischen extrinsischen Extensoren wie dem M.levator scapulae mit insuffizienter Aktivität der intrinsischen Flexoren, wodurch eine Ausweichbewegung der uHWS in Extension mit Verlust der hochzervikalen Flexion entsteht, sollte geachtet werden (Sahrmann, 2010, S. 65).

Es wurde davon ausgegangen, dass durch die Testbewegung eine Extensions- oder eine Flexions-Dysfunktion diagnostiziert werden kann.

3.5.7   Schultergelenksflexion mit Gewicht

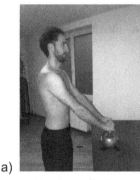
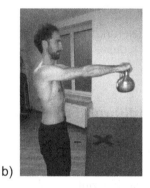

a)   b)

Abbildung 8:   a) AGST Schultergelenksflexion mit Gewicht, b) EST Schultergelenksflexion mit Gewicht
(Quelle: eigene Darstellung)
Probandenposition: Stand
Therapeutenposition: lateral

Die Schultergelenksflexion mit Gewicht testet die muskuläre Stabilität der HWS bei Armbewegung bis 90° mit einer 4kg Kettle-Bell. Das Gewicht wurde auf 4kg standardisiert und nicht individuell ausgewählt, da das Hauptaugenmerk auf dem Vergleich der Beurteilungen zwischen den Therapeuten lag und nicht auf der Auswertung der Testdurchführung zwischen den Patienten. Die Bewegungsgeschwindigkeit der Arme wurde einheitlich auf 60 Schläge pro Minute festgelegt.

Kokontraktion zwischen Extensoren und Flexoren werden beurteilt. Ein Gleichgewicht zwischen Flex- und Extensoren in stabilisierende Richtung, symmetrische Schulter- und Armbewegungen und eine minimale Bewegung der HWS mit ruhig gehaltenem Kopf stellen eine korrekte Bewegung dar (Sahrmann, 2010,S. 65).

Ein inkorrektes Bewegungsmuster wird bei einer vergrößerten Bewegung der HWS, eine Dysbalance der Stabilität zwischen oHWS und uHWS und/oder eine Ausweichbewegung der Brustwirbelsäule und/oder des Schultergürtels in Elevation erkannt. Dazu zählen Ausweichbewegungen des Kinns nach ventro-kranial und/oder in Flexion, Extension oder eine erkennbare Translation der HWS (Patroncini et al., 2014).

Die Testbewegung ist sehr alltagsspezifisch (vgl. Heben und Absetzen von Gegenständen) und stellt durch die Gewichtskomponente eine Steigerung der vorausgegangenen Tests dar, wodurch Dysfunktionen identifizierbar werden könnten, die nur bei hoher Belastung auftreten (Sahrmann, 2010,S. 65).

Die Identifizierung einer Extensions- oder eine Flexions-Dysfunktion könnte durch diese Testbewegung möglich sein.

3.6 Durchführung der Testbatterie

Die Studienleiterin klärte vor Testbeginn, ob die Probanden/Probandinnen sich in der Lage fühlten, sieben aktive Bewegungstests durchzuführen. Weiterhin wurde sichergestellt, dass die gesamte HWS bis zur mittleren Brustwirbelsäule, die Klavikula und der Angulus superior der Skapula sichtbar waren, um zu gewährleisten, dass der M.trapezius descendens und der M.levator skapulae in ihrer Aktivität beurteilt werden konnten (Sahrmann, 2010, S. 57).

Die Durchführung der Tests erfolgte standardisiert durch die Instruktionen von einem der beiden Beurteiler. Der/die Proband/Probandin bekam die Anweisung zuerst die Instruktion anzuhören und die Testbewegung einmal durchzuführen. Der instruierende Beurteiler hatte die Möglichkeit einmalig eine verbale Korrektur vorzunehmen. Die Testbewegung wurde verbal korrigiert, wenn die Instruktion nicht verstanden, ein von der Norm abweichendes Bewegungsausmaß oder eine Ausweichbewegung festgestellt wurde. Nach dem Probetest wurde die Testbewegung je nach Test drei bzw. acht Mal ausgeführt, da dies die Wertigkeit der Ergebnisse erhöht und eine geringere Gesamtanzahl an Beobachtungen benötigt wird (Walter et al., 1998). Der andere Therapeut beobachtete ohne verbale Äußerungen die Testbewegungen und intervenierte nicht.

Die Ausgangsstellungen der Probanden/Probandinnen und der Beurteiler wurden ebenfalls standardisiert.

- **Position Beurteiler:** lateral vom/von Proband/Probandin, Entfernung vom/von Proband/Probandin im Sitz und im Stand 1,50m

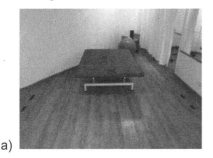
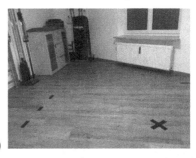

a)   b)

Abbildung 9: a) Probandenposition im Sitz auf Kreuz, Therapeutenposition im Stand auf Linien, b) Probandenposition im Stand auf Kreuz mit Blick zum Fenster, Therapeutenposition im Stand auf Linien (Quelle: eigene Darstellung)

- **Position Probandln im Sitz auf Behandlungsbank:**
  90° Hüftgelenksflexion mit festem Stand der Füße auf dem Boden, beide Knie abschließend mit Kante, Hände auf Oberschenkeln, aufrechte Sitzhaltung, Augen horizontal
  Bei Probanden/Probandinnen mit zu kurzen Beinen wurde ein Stepper unter die Füße gestellt, um die standardisierte Ausgangsstellung zu gewährleisten.

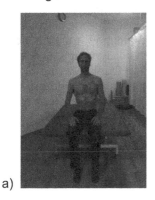
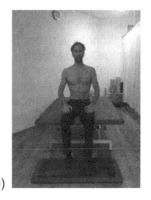

a)   b)

Abbildung 10: a) Probandenposition Sitz, b) Probandenposition Sitz mit Stepper (Quelle: eigene Darstellung)

■ **Position ProbandIn im Stand:**
Styropor zwischen den Füßen (Breite 15cm), Arme hängend, aufrechte Haltung, Augen horizontal

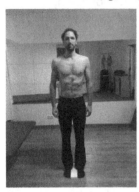

Abbildung 11: Probandenposition Stand (Quelle: eigene Darstellung)

Vor der Durchführung jeder Testbewegung nahm der/die Prband/Probandin seine/ihre individuelle, nicht überkorrigierte, aufrechte Haltung ein. Durch die Übungsausführung aus einer korrigierten Position wurde von einer für den/die Probanden/Probandin „neutralen" Position ausgegangen, aus der eine Beurteilung der Bewegungsqualität und -quantität durch sich im Gleichgewicht befindende Strukturen ermöglicht werden konnte (Mueller und Maluf, 2002). Beispielsweise zeigten in einer sitzenden Ausgangsposition mit protrahiertem Kopf die Extensoren eine erhöhte Aktivität im Vergleich zur neutralen Position, wodurch auf eine vermehrte Kompressionsbelastung der Facettengelenke geschlossen werden kann (McLean, 2005). Würde aus dieser Position eine Extension durchgeführt, könnte ein geringeres Bewegungsausmaß möglich sein und eine eventuelle quantitative Abweichung würde nicht festgestellt werden. Diese Annahme wurde an die Ergebnisse von Dunleavy und Goldberg (2013) angelehnt, die zeigten, dass ein größeres Bewegungsausmaß bei Extension und Rotation in aufrechter Position als in einer nicht korrigierten Haltung möglich war. Zwischen den einzelnen Testbewegungen fand keine Pause statt.

3.7 Beurteilung und Dokumentation der Tests anhand der Zielvariablen

Die Beurteilung der einzelnen Kriterien erfolgte anhand eines entworfenen Beurteilungsbogens (Anhang 6).

Die Therapeuten wurden angewiesen, die Testbatterie während der Studienlaufzeit nicht an Patienten/Patientinnen außerhalb des klinischen Settings durchzuführen, um Lerneffekte zu vermeiden. Ebenfalls wurden sie angehalten während dem gesamten Untersuchungszeitraum nicht über die Bewertungen und die Ergebnisse der Testbatterie zu kommunizieren und diskutieren.

Die *Hauptzielvariable* stellte die Testausführung dar, die als „korrekt" oder „inkorrekt" anhand einer zweier Nominalskala klassifiziert werden konnte. Direkt nach jedem Test überlegten die Therapeuten, ob die Bewegungsausführung korrekt oder inkorrekt durchgeführt wurde.

Ein Test wurde als inkorrekt bewertet, wenn

1. die Bewegung von der Norm abwich,
2. sich die Qualität der Bewegung nach verbaler Korrektur nicht verbesserte,
3. der Therapeut der Meinung war, dass die von der Norm abweichende Bewegung einer korrigierenden Behandlung bedarf.

Beurteilt wurden die letzten drei (Test 1-5) bzw. acht Testbewegungen (Test 6-7). Falls der Beurteiler unsicher bei der Bewertung war, konnte er den Probetest als Spontanbewegung mit in die Bewertung einbeziehen. Falls Symptome während der Testdurchführung auftraten, wurden diese notiert.

Als *Nebenzielvariable* wurde das Vorhandensein bzw. Nicht-Vorhandensein einer Bewegungs- und Kontrolldysfunktion anhand einer zweier Nominalskala definiert. Eine Bewegungs- und Kontrolldysfunktion lag vor, sobald ein Test als inkorrekt bewertet wurde, und wurde nach der Testung aller sieben Tests angegeben.

Als weitere Nebenzielvariable wurde die Bewegungsrichtung einer vorliegenden Bewegungs- und Kontrolldysfunktionen bestimmt. Die Einteilung anhand einer vierer Nominalskala in eine Extensions-Dysfunktion, Extensions-Rotations-Dysfunktion, Flexions-Dysfunktion, Flexions-Rotations-Dysfunktion war möglich und erfolgte, sobald eine Bewegungs- und Kontrolldysfunktion diagnostiziert wurde (Sahrmann, 2010, S. 58). Wurden mehrere Dysfunktionen erkannt, wurden diese als Kombination ausgewertet. Demnach können sich acht Einteilungen und Kombinationen ergeben:

1. Extensions-Dysfunktion (Ext-Dysfkt.)
2. Extensions-Rotations-Dysfunktion (Ext-Rot-Dysfkt.)
3. Flexions-Dysfunktion (Flex-Dysfkt.)
4. Flexions-Rotations-Dysfunktion (Flex-Rot-Dysfkt.)
5. Extension-Dysfunktion und Flexions-Dysfunktion (Ext- und Flex-Dysfkt.)
6. Extensions-Rotations-Dysfunktion und Flexions-Dysfunktion (Ext-Rot- und Flex-Dysfkt.)
7. Extensions-Dysfunktion und Flexions-Rotations-Dysfunktion (Ext- und Flex-Rot-Dysfkt.)
8. Extensions-Rotations-Dysfunktion und Flexions-Rotations-Dysfunktion (Ext-Rot- und Flex-Rot-Dysfkt.)

Die Evidenzbeurteilung der Studie wurde anhand der 10-stufigen Evidenzhierarchie für diagnostische Studien des Oxford Centre for Evidence-based Medicine vorgenommen (Phillipps, 2009).

3.8 Assessments

Für die Dokumentation und Analyse der Schmerzintensität, der eingeschränkten Aktivität im Alltag und möglicher angstbedingten Vermeidungsstrategien wurden als klinische Outcomes der Neck Disability Index (NDI) in der deutschen Version, die Visuelle Analogskala (VAS) und der Fear Avoidance Belief Questionnaire in der deutschen Version genutzt.

Die TeilnehmerInnen füllten die Fragebögen bzw. beantworteten die VAS vor Beginn der Testung. Die Fragebögen und die VAS sollten einen Durchschnittswert der Schmerzintensität und der funktionellen Beeinträchtigung der letzten Woche umfassen.

Die Assessments wurden zur Beschreibung des Probandengutes benutzt. Es wurden keine Korrelationen zwischen den Assessments und der Testbatterie berechnet.

3.8.1 Neck Disability Index (NDI)

Basierend auf dem Oswestry Disability Index (ODI), der Goldstandard für die Erfassung von funktionellen Beeinträchtigungen durch untere Rückenschmerzen, beschreibt der NDI Beschwerden und Probleme bei alltäglichen Aktivitäten, die durch die Halswirbelsäule verursacht werden. Zehn Fragen zielen auf die Erfassung der Schmerzintensität, von Kopfschmerzen, Beeinträchtigungen der Konzentration sowie Einschränkungen bei verschiedenen funktionellen Aktivitäten wie Körperpflege, Heben, Lesen, Auto fahren, Schlaf, Arbeits- und Freizeitbelastungen ab (Fairbank und Pynsent, 2000; Swanenburg et al., 2014; Vernon und Mior, 1991).

Die Fragen können auf einer 6-Punkte-Skala mit einer Punktzahl von 0 (keine Beschwerden/Beeinträchtigung) bis 5 (starke Beschwerden/totale Beeinträchtigung) bewertet werden. Es entsteht eine Maximalpunktzahl von 50 Punkten, die mit 2 multipliziert wird, um eine Gesamtpunktzahl von 100% zu erreichen. 0–20 Punkte werden als normal angesehen, 21–40 Punkte als eine schwache, 41–60 Punkte als eine moderate und 61–80 Punkte als eine schwere Beeinträchtigung. 80 Punkte und mehr beschreiben eine totale Beeinträchtigung (McCarthy et al., 2007).

Die englische Originalversion des NDI, entwickelt von Vernon und Mior (1991), wird als valider und reliabler Fragebogen für die Erfassung eines funktionellen Status bei Patienten mit akuten und chronischen unspezifischen Nackenbeschwerden, Radikulopathie und Beschwerden nach Schleudertrauma angenommen. Im Vergleich mit Skalen wie der VAS, der „Patient-Specific Functional Scale", dem „Client Satisfaction Questionnaire" oder dem „Northwick Park Neck Pain Questionnaire" wurden akzeptable bis exzellente Werte zur Bestimmung der internen Konsistenz (Cronbachs α: 0,70 - 0,96) erzielt. Die Test-Retest Reliabilität erreichte ICC-Werte von 0,5 - 0,98 (MacDermid et al., 2009; Vernon, 2008).

Die deutsche Version des NDI wurde von Cramer et al. (2014) an 558 Personen mit unspezifischen Nackenschmerzen getestet. Die Konstruktvalidität wurde anhand der Schmerzintensität mittels der VAS und der Lebensqualität mittels des „Short Form 36 Health Survey Questionnaire" ermittelt und verglichen. In allen Bereichen wurde ein signifikanter Wert von $p<0,01$ (Cronbachs $\alpha = 0,81$) erreicht. Die Reliabilität wurde mit einem ICC von 0,81 bewertet.

Die deutsche Version des NDI ist im Anhang 7 dargestellt.

3.8.2   Visuelle Analogskala (VAS)

Zur Evaluation der subjektiven Schmerzwahrnehmung wurde die VAS genutzt. Die Endpunkte „0" und „10" definieren „keinen Schmerz" und „den am schlimmsten vorstellbaren Schmerz". Auf der Rückseite der Skala kann auf einer 100mm langen, horizontalen Linie die passende Zahl zur Schmerzangabe abgelesen werden.

Da die Messung einer Schmerzwahrnehmung eine subjektive und keine objektive Variable darstellt und es keinen Goldstandard für diese Messung gibt, wurde die VAS in Korrelation zu anderen Skalen, die die Schmerzintensität festhalten, gesetzt. Valide und reliable Werte wurden in Verbindungen mit dem „Short Form McGill Pain Questionnaire", der „Verbal Rating Scale" und der „Numerical Rating Scale" gefunden (Gridley und van den Dolder, 2001; Summers, 2001; Williamson und Hoggart, 2005). Ebenfalls wird eine hohe Empfindlichkeit für Veränderungen angenommen (Schomacher, 2008). Eine Abbildung der VAS ist im Anhang 8 dargestellt.

3.8.3   Fear Avoidance Beliefs Questionnaire (FABQ)

Der FABQ wurde von Waddell et al. (1993) für Patienten mit lumbalen Rückenschmerzen entwickelt und dient zur Erfassung einer angstbedingten Vermeidungsstrategie aufgrund von spezifischen kognitiven Vorstellungen über den Zusammenhang zwischen Rückenschmerzen und physischer Aktivität und Arbeitsbelastung. Das Vermeidungsverhalten könne eine Schonhaltung hervorrufen, was zu einem geringeren muskulären Gebrauch bis hin zur ungenügenden physischen Aktivität führen könne. Eine angstbedingte Vermeidungshaltung korreliert mit erhöhtem Arbeitsausfall und einer Schmerzchronifizierung (Waddell et al., 1993).

Die Aussagen werden anhand einer Skala von „0" (völlig nicht einverstanden) bis „6" (völlig einverstanden) beantwortet und die Summe der angekreuzten Zahlen ermittelt. Je höher die Summe, desto wahrscheinlicher ist ein angstbedingtes Vermeidungsverhalten.

Nach Waddell et al. (1993) beschreiben zwei Subskalen die Beeinträchtigung bei physischer Aktivität (FABQ-PA: Item 2, 3, 4, 5; maximal 24 Punkte) und auf der Arbeit (FABQ-W: Item 6, 7, 9, 10, 11, 12, 15; maximal 42 Punkte), die als Grundlage für spätere Auswertungen in dieser Studie genutzt werden. Wird eine Punktzahl von >34 auf der Subskala Arbeit erreicht, kann von einem erhöhten Arbeitsausfall aufgrund von akuten und chronischen Rückenbeschwerden ausgegangen werden (Fritz et al., 2001). Eine Punktzahl >15 auf der Subskala der physischen Aktivität korreliert mit einem inadäquatem Verhaltensmuster (Crombez et al., 1999). Die zwei Faktoren Angstvermeidungsverhalten bei physischer Aktivität und arbeitsbedingtem Angstvermeidungsverhalten wiesen eine interne Konsistenz von α = 0,88 und α = 0,77 auf (Waddell et al., 1993). Der FABQ-PA zeigt statistisch signifikante Korrelationen mit der VAS (r = 0.320, p = 0.017) und der FABQ-W mit dem ODI (r = 0.376, p = 0.005) (Chung et al., 2013).

Die deutsche Übersetzung des Fragebogens zeigte eine Test-Retest-Reliabilität mit einem durchschnittlichen Kappa-Wert von κ = 0.76 (range 0.48 – 0.89, p<0.01 für jedes Item). Die prädiktive Validität der englischen Originalversion und der deutschen Übersetzung besagt, dass ein signifi-kanter Zusammenhang zwischen angstbedingtem Vermeidungsverhalten und Behinderungsgrad bei Alltagsaktivitäten sowie Arbeitsstatus gesehen werden kann (Staerkle et al., 2004; Waddell et al., 1993).

Die deutsche Version des FABQ ist im Anhang 9 dargestellt.

3.9 Statistische Analyse

Die statistischen Berechnungen erfolgten in Zusammenarbeit mit einem Statistiker der Donau Universität Krems am 17.10.2016 mit dem Statistik-programm SPSS.

Die demographischen Charakteristiken der Probanden/Probandinnen wurden mit metrisch- (Alter, Größe, Gewicht) und nominalskalierten Vari-ablen (Geschlecht, Dauer der Nackenbeschwerden) dargestellt. Die klini-schen Assessments (VAS, NDI, FABQ) wurden mit metrischskalierten Variablen beschrieben.

Die Hauptzielvariable und die Nebenzielvariablen wurden durch nominale Daten dargestellt. Die Hauptzielvariable „Testausführung" wurde als kor-rekt = 1 oder inkorrekt = 2 klassifiziert. Die Nebenzielvariable „Bewe-gungs- und Kontrolldysfunktion" wurde als ja = 1 oder nein = 2 beschrie-ben. Die Nebenzielvariable „richtungsspezifische Dysfunktion" mit den vier Dysfunktionsrichtungen wurde als auffällig = 1 und nicht-auffällig = 2 definiert.

Die Intertester-Reliabilität von beiden Untersuchern wurde mit Cohens' Kappa κ mit einem Konfidenzintervall von 95% berechnet. Ein Kappa-Wert < 0 beschreibt eine schlechte bzw. keine Übereinstimmung. Ein Wert von 0,1 - 0,20 steht für eine geringfügige (slight) Übereinstimmung, ein Wert von 0,21 - 0,40 für eine ausreichende (fair) Übereinstimmung, ein Wert von 0,41 - 0,60 als mittelmäßige (moderate) Übereinstimmung und ein Wert von 0,61 - 0,80 für eine beachtliche (substantial) Übereinstimmung. Bei einem Wert von 0,81 - 0,99 ist eine fast perfekte (almost perfect) Übereinstimmung erreicht (Landis und Koch, 1977).

Ebenfalls wurde die prozentuale Übereinstimmung beider Untersucher anhand der Anzahl der korrekten und inkorrekten Übereinstimmung und der Anzahl der Nichtübereinstimmungen berechnet.

4 Ergebnisse

Im folgendem Abschnitt werden die Ergebnisse der deskriptiven und analytischen Statistik beschrieben.

4.1 Beschreibung der Stichprobenpopulation

Es wurden 50 potentielle Probanden/Probandinnen in dem Zeitraum vom 08.09.16 bis 06.10.16 rekrutiert. 13 Probanden/Probandinnen erfüllten nicht die unter 3.1 beschriebenen Ein- und Ausschlusskriterien, sechs Probanden/Probandinnen konnten wegen Zeitmangels nicht an der Studie teilnehmen und eine Person erschien nicht zur Testung. 30 Probanden/Probandinnen wurden in die Studie inkludiert und nahmen an der Testung teil. In Abbildung 2 ist die Probanden- und Probandinnenrekrutierung dargestellt.

Von den 30 inkludierten Personen waren sechs männlich und 24 weiblich mit einem durchschnittlichen Alter von 48,1 Jahren, einer durchschnittlichen Größe von 167cm und einem Gewicht von 73,9kg.

In Tabelle 4 sind die demographischen Daten der Probanden/Probandinnen dargestellt.

Tabelle 4: Demographische Daten der Probanden/Probandinnen (Quelle: eigene Darstellung)

Demographische Daten n = 30	
männlich/weiblich (n)	6/24
Alter in Jahre (MW)	48,1
Größe in cm (MW)	167,37
Gewicht in kg (MW)	73,9
akute Nackenbeschwerden (n) chronische Nackenbeschwerden (n)	2 28

cm=Zentimeter, kg=Kilogramm, MW=Mittelwert, n=Probandenanzahl

© Springer Fachmedien Wiesbaden GmbH, ein Teil von Springer Nature 2018
N. Büttner, *Zervikale Bewegungs- und Kontrolldysfunktionen*,
Best of Therapie, https://doi.org/10.1007/978-3-658-20856-1_4

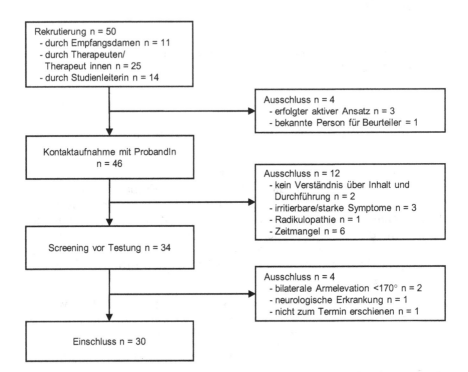

Abbildung 12: Flussdiagramm Probanden-/Probandinnenrekrutierung (Quelle: eigene Darstellung)

25 Probanden/Probandinnen waren ArbeitnehmerInnen und Selbstständige in den Bereichen Büro, Bank, Außendienst, Apotheke, Krankenhaus, Altenpflege oder Bäckerei. Vier Personen waren berentet, eine Person befand sich in der Ausbildung.

18 Probanden/Probandinnen trieben in ihrer Freizeit mindestens einmal pro Woche für eine Stunde Sport (Ausdauer- und Gerätetraining, Rückenschule, Yoga, Schwimmen, Turnen, Badminton), sieben Probanden/Probandinnen mehr als einmal in der Woche. 12 Probanden/Probandinnen machten keinen Sport.

Hervorzuheben ist, dass 28 Probanden/Probandinnen chronische Nackenbeschwerden beschrieben, was 93,3% der gesamten Population entspricht. Die Nackenbeschwerden bestanden mindestens seit 3 Monaten (Merskey und Bogduk, 1994). Von den 28 Probanden/Probandinnen haben sieben seit weniger als einem Jahr Nackenprobleme. 21 Probanden/Probandinnen klagen seit mehr als einem Jahr über Beschwerden, was 75% der Personen mit chronischen Nackenbeschwerden darstellt. Die Beschreibungen der Nackenbeschwerden waren vielseitig und reichten von Verspannungen, Schmerzen, Knacken und Knirschen, Blockierungsgefühl und Bewegungseinschränkungen bis hin zu Muskelkatergefühl und Ausstrahlungen in die Arme. 26 Probanden/Probandinnen klagten über Schmerzen, 4 Probanden/Probandinnen waren schmerzfrei.

25 Probanden/Probandinnen beschrieben zusätzlich Kopfschmerzen, was 83,3% der gesamten Population entspricht. Ebenfalls wurden vereinzelt zusätzliche Beschwerden der Kiefergelenke, der Schultern, der Ellenbogen und Daumen sowie der Brustwirbelsäule, Lendenwirbelsäule, der Knie und der Füße angegeben.

Der Mittelwert der subjektiven Schmerzwahrnehmung der Probanden/Probandinnen auf der VAS lag bei 3,69cm. Die Auswertung des NDI ergab einen Mittelwert von 20,8 Punkten, was als Norm beschrieben ist, jedoch im Übergangsbereich zu einer schwachen funktionellen Einschränkung liegt. Der Mittelwert des FABQ-PA mit 8,43 Punkten und des FABQ-W mit 14,46 Punkten erreichten nicht die Schwellenwerte von >15 auf der Subskala der physischen Aktivität und von >34 auf der Subskala Arbeit. Fünf Probanden erreichten jedoch eine Punktzahl von >15 nach Beantwortung des FABQ-PA, was 16.7% der Probanden entspricht. Ein Proband erreicht eine Punktzahl >34 nach Beantwortung des FABQ-W.

In der Tabelle 5 werden die Mittelwerte der Assessments beschrieben.

Tabelle 5: Ergebnisse Assessments (Quelle: eigene Darstellung)

Assessments n = 30	
VAS (MW)	3,69
NDI (MW)	20,8
FABQ-PA (MW)	8,43
FABQ-W (MW)	14,46

FABQ-PA=Fear-Avoidance Beliefs Questionnaire - Physical Activity, FABQ-W=Fear-Avoidance Beliefs Questionnaire – Work,

NDI=Neck Disability Index, VAS=visuelle Analogskala

4.2 Analyse der Testbewegungen

Der Schwerpunkt der Auswertung lag auf der Berechnung der Intertester-Reliabilität von zwei Untersuchern bei der Beurteilung von aktiven Bewegungstests zur Identifikation einer Bewegungs- und Kontrolldysfunktion bei Probanden/Probandinnen mit Nackenbeschwerden.

Die statistische Berechnung ergab bei allen sieben Testbewegungen signifikante Kappa-Werte, die zwischen einer ausreichenden (κ = 0,294) und einer beachtlichen (κ = 0,718) Übereinstimmung variierten. Aufgrund der Signifikanz der Ergebnisse wird die Nullhypothese abgelehnt und die Arbeitshypothese angenommen. Demnach sind die in dieser Studie getesteten Bewegungstests zur Identifikation von zervikalen Bewegungs- und Kontrolldysfunktionen bei Patienten/Patientinnen mit Nackenbeschwerden reliabel zwischen zwei Untersuchern.

In den folgenden Unterpunkten sind die Ergebnisse der sieben Testbewegungen detailliert beschrieben.

4.2.1 Zervikale Rotation

Die Beurteiler bewerteten bei 30 Probanden/Probandinnen übereinstimmend drei Testausführungen als korrekt und 21 als nicht korrekt. Sechs Testausführungen wurden nicht übereinstimmend bewertet. Die statistische Berechnung ergab einen signifikanten, ausreichenden Kappa-Wert von κ = 0,379 (p = 0,034).

Tabelle 6: Ergebnisse zervikale Rotation (Quelle: eigene Darstellung)

zervikale Rotation	
Anzahl Übereinstimmung korrekt	3
Anzahl Übereinstimmung inkorrekt	21
Anzahl keine Übereinstimmung	6
κ	0,379
p-Wert	0,034

4.2.2   Zervikale Extension

Bei der Testbewegung der zervikalen Extension ist ein Drop-out aufgrund einer Testverweigerung zu verzeichnen. Die statistische Berechnung wurde mit 29 Probanden/Probandinnen durchgeführt.

Bei 29 Personen wurden übereinstimmend sechs Testausführungen als korrekt und 18 als nicht korrekt beurteilt. Fünf Testausführungen wurden nicht übereinstimmend bewertet. Es wurde ein höchst signifikanter, beachtlichen Kappa-Wert von κ = 0,635 (p < 0,001) berechnet.

Tabelle 7:   Ergebnisse zervikale Extension (Quelle: eigene Darstellung)

zervikale Extension	
Anzahl Übereinstimmung korrekt	6
Anzahl Übereinstimmung inkorrekt	18
Anzahl keine Übereinstimmung	5
κ	0,635
p-Wert	<0,001

4.2.3   Zervikale Flexion

Die Beurteiler bewerteten bei 30 Probanden/Probandinnen übereinstimmend 17 Testausführungen als korrekt und neun als inkorrekt. Vier Testausführungen wurden nicht übereinstimmend erkannt. Die statistische Berechnung ergab einen höchst signifikanten, beachtlichen Kappa-Wert von κ = 0,718 (p < 0,001).

Tabelle 8:   Ergebnisse zervikale Flexion (Quelle: eigene Darstellung)

zervikale Flexion	
Anzahl Übereinstimmung korrekt	17
Anzahl Übereinstimmung inkorrekt	9
Anzahl keine Übereinstimmung	4
κ	0,718
p-Wert	<0,001

4.2.4 Pro- und Retraktion des Kopfes

Bei 30 Probanden/Probandinnen konnte eine Testausführung übereinstimmend als korrekt und 25 als nicht korrekt identifiziert werden. Vier
Testausführungen wurden nicht identisch eingeschätzt. Es wurde ein
signifikanter, ausreichenden Kappa-Wert von κ = 0,294 (p = 0,023) berechnet.

Tabelle 9:   Ergebnisse Pro- und Retraktion (Quelle: eigene Darstellung)

Pro- und Retraktion	
Anzahl Übereinstimmung korrekt	1
Anzahl Übereinstimmung inkorrekt	25
Anzahl keine Übereinstimmung	4
κ	0,294
p-Wert	0,023

4.2.5 Oberkörperneigung

Die Beurteiler bewerteten bei 30 Personen übereinstimmend fünf Testausführungen als korrekt und 18 als inkorrekt. Sieben Testausführungen
wurden nicht übereinstimmend bewertet. Die statistische Berechnung
ergab einen höchst signifikanten, mittelmäßigen Kappa-Wert von κ =
0,462 (p = 0,003).

Tabelle 10: Ergebnisse Oberkörperneigung (Quelle: eigene Darstellung)

Oberkörperneigung	
Anzahl Übereinstimmung korrekt	5
Anzahl Übereinstimmung inkorrekt	18
Anzahl keine Übereinstimmung	7
κ	0,462
p-Wert	0,003

4.2.6 Bilaterale Armelevation

Sieben Testausführungen konnten bei 30 Probanden/Probandinnen übereinstimmend als korrekt und 19 als nicht korrekt identifiziert werden. Vier Testausführungen wurden nicht übereinstimmend erkannt. Es konnte ein höchst signifikanter, beachtlicher Kappa-Wert von κ = 0,684 (p < 0,001) berechnet werden.

Tabelle 11: Ergebnisse bilaterale Armflexion (Quelle: eigene Darstellung)

bilaterale Armelevation	
Anzahl Übereinstimmung korrekt	7
Anzahl Übereinstimmung inkorrekt	19
Anzahl keine Übereinstimmung	4
κ	0,684
p-Wert	<0,001

4.2.7 Schultergelenksflexion mit Gewicht

Bei der Testbewegung der Schultergelenksflexion mit Gewicht sind zwei Drop-outs aufgrund von Testverweigerungen zu verzeichnen. Die statistische Berechnung wurde mit 28 Probanden/Probandinnen durchgeführt.

Die Beurteiler bewerteten bei 28 Probanden/Probandinnen übereinstimmend zehn Testausführungen als korrekt und neun als nicht korrekt. Neun Testausführungen wurden nicht übereinstimmend bewertet. Die statistische Berechnung ergab einen höchst signifikanten, mittelmäßigen Kappa-Wert von κ = 0,635 (p < 0,001).

Tabelle 12: Ergebnisse Schultergelenksflexion mit Gewicht (Quelle: eigene Darstellung)

Schultergelenksflexion mit Gewicht	
Anzahl Übereinstimmung korrekt	10
Anzahl Übereinstimmung inkorrekt	9
Anzahl keine Übereinstimmung	9
κ	0,504
p-Wert	<0,001

4.2.8   Zusammenfassung der Analyse der einzelnen Testbewegungen

Alle sieben Testbewegungen erreichten einen signifikanten Kappa-Wert. Bei fünf Tests war der Kappa-Wert höchst signifikant.

Für die zervikale Flexion, die bilaterale Armelevation sowie die zervikale Extension konnte ein beachtlicher Kappa-Wert (κ = 0,718; κ = 0,684; κ = 0,635), für die Schultergelenksflexion mit Gewicht und die Oberkörperneigung einen mittelmäßiger Kappa-Wert (κ = 0,504; κ = 0,462) und für die zervikale Rotation und die Pro- und Retraktion ein ausreichender Kappa-Wert (κ = 0,379; κ = 0,294) berechnet werden.

Die Testung der zervikalen Flexion, gefolgt von der Testung der bilateralen Armelevation und der zervikalen Extension erzielten die höchste Übereinstimmung, die Pro- und Retraktion die geringste Übereinstimmung. Die Kappa-Werte der einzelnen Testbewegungen sind in Abbildung 13 dargestellt.

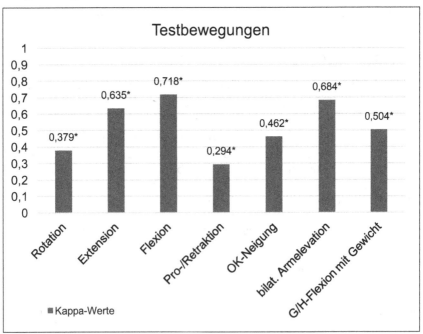

*=Signifikanz p≤0,05 (KI 95%); bilat.=bilaterale; G/H=Glenohumerale; OK=Oberkörper

Abbildung 13: Übersicht der Testbewegungen mit den dazugehörigen Kappa-Werten (Quelle: eigene Darstellung)

Eine Person verweigerte die Ausführung der zervikalen Extension, da sich die Person die Bewegungsausführung nicht zutraute. Zwei Probanden/Probandinnen verweigerten die Schultergelenksflexion mit Gewicht, da das Heben des Gewichts nach subjektiver Einschätzung zu schwer war. Die Drop-outs wurden bei der statistischen Berechnung berücksichtigt. Es entstand kein Drop-out durch fehlende Beurteilungen der Therapeuten.

Die Abbildung 14 zeigt die Anzahl der Übereistimmung bei korrekter und inkorrekter Testausführung sowie die Anzahl der Nichtübereinstimmungen.

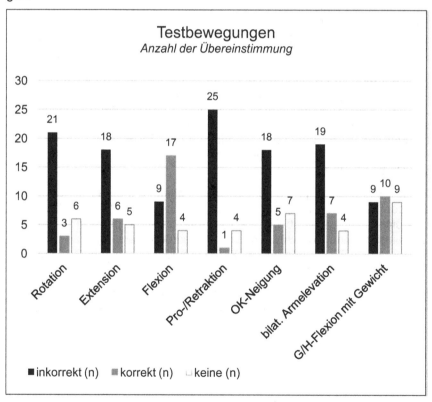

bilat.=bilateral; G/H=glenohumerale; n=Anzahl; OK=Oberkörper

Abbildung 14: Darstellung der Tests mit Anzahl an Übereinstimmungen und Nichtübereinstimmungen (Quelle: eigene Darstellung)

Die Pro- und Retraktion wurde bei 25 von 30 Probanden/Probandinnen übereinstimmend als auffällig erkannt, gefolgt von der Rotation bei 21 von 30 Probanden/Probandinnen, der bilateralen Armflexion bei 19 von 30 Probanden/Probandinnen, die Extension sowie die Oberkörperneigung bei 18 von 29 bzw. 30 Probanden/Probandinnen und die Flexion sowie die Schultergelenksflexion mit Gewicht bei neun von 30 bzw. 28 Probanden/Probandinnen.

Die Flexion wurde übereinstimmend bei 17 von 30 Probanden/Probandinnen als nicht auffällig erkannt, gefolgt von Schultergelenksflexion mit Gewicht bei zehn von 28 Probanden/Probandinnen, der bilateralen Armelevation bei sieben von 30 Probanden/Probandinnen, der Extension bei sechs von 29 Probanden/Probandinnen, der Oberkörperneigung bei fünf von 30 Probanden/Probandinnen, der Rotation bei drei von 30 Probanden/Probandinnen und der Pro- und Retraktion bei einer Person.

Die Therapeuten erzielten bei der Schultergelenksflexion mit Gewicht bei neun von 28 Probanden/Probandinnen keine Übereinstimmung, gefolgt von der Oberkörperneigung bei sieben von 30 Probanden/Probandinnen, der Rotation bei sechs von 30 Probanden/Probandinnen, der Extension bei fünf von 29 Probanden/Probandinnen und der Flexion, der Pro- und Retraktion und der bilateralen Armflexion bei vier von 30 Probanden/Probandinnen.

Die Berechnung der prozentualen Übereinstimmung ergab bei der Flexion, der Pro- und Retraktion sowie der bilateralen Armelevation eine Übereinstimmung von 86,7%. Bei der Rotation und Extension wurde eine Übereinstimmung von 80%, bei der Oberkörperneigung eine Übereinstimmung von 76,7% und bei der Schultergelenksflexion mit Gewicht eine Übereinstimmung von 63,3% erreicht.

Eine Übersicht der Tests mit den dazugehörigen beschriebenen und berechneten Kappa- und p-Werten sowie der prozentualen Übereinstimmung zeigt Tabelle 13.

Tabelle 13: Testübersicht mit Kappa- und p-Werten sowie der prozentualen Übereinstimmung (Quelle: eigene Darstellung)

Testbewegung	Rotation	Extension	Flexion	Pro-/Retraktion
κ	0,379	0,635	0,718	0,294
Beschreibung κ	ausreichend	beachtlich	beachtlich	ausreichend
p-Wert	0,034*	<0,001*	<0,001*	0,023*
% Übereinstimmung	80%	80%	86,7%	86,7%

Testbewegung	OK-Neigung	bilat. Armelevation	G/H-Flexion mit Gewicht
κ	0,462	0,684	0,504
Beschreibung κ	mittelmäßig	beachtlich	mittelmäßig
p-Wert	0,003*	<0,001*	<0,001*
% Übereinstimmung	76,7%	86,7%	63,3%

*=Signifikanz p≤0,05 (KI 95%); % Übereinstimmung=prozentuale Übereinstimmung; bilat.= bilaterale; G/H=glenohumeral; κ=Kappa-Wert; OK=Oberkörper; p-Wert=Signifikanzwert

4.3 Analyse der Testbatterie

Das Vorhandensein bzw. Nicht-Vorhandensein einer Bewegungs- und Kontrolldysfunktion wurde bei allen 30 Probanden/Probandinnen von beiden Beurteilern übereinstimmend als vorhanden bewertet, was einer 100%-igen Übereinstimmung entspricht. Eine statistische Auswertung der Daten war nicht möglich, da die Werte eine Konstante ergaben und keine Zusammenhangsmaße berechnet werden konnten.

Die Nebenfrage, ob durch die Bewertung der gesamten Testbatterie eine Identifikation einer Bewegungs- und Kontrolldysfunktion reliabel zwischen zwei Untersuchern möglich ist, kann bejaht werden.

Es entstand kein Drop-out durch eine fehlende Beurteilung der Therapeuten.

4.4 Analyse der richtungsspezifischen Dysfunktion

Die Intertester-Reliabilität der Untersucher bei der Bewertung der richtungsspezifischen Dysfunktion wurde berechnet, um die Nebenfrage zu beantworten, ob eine Einteilung von richtungsspezifischen Untergruppen bei vorhandener Bewegungs- und Kontrolldysfunktion bei Patienten/ Patientinnen mit Nackenbeschwerden möglich ist.

Die statistische Berechnung ergab bei der Extensions-Dysfunktion, der Extensions-Rotations-Dysfunktion, der Flexions-Dysfunktion, der Kombination aus Extensions-Dysfunktion und Flexions-Dysfunktion sowie der Kombination aus Extensions-Rotations-Dysfunktion und Flexions-Dysfunktion signifikante Kappa-Werte, die von ausreichend (κ = 0,386) bis fast perfekt (κ = 0,918) variierten.

Die Flexions-Rotations-Dysfunktion und die Kombination aus Extension-Rotations-Dysfunktion und Flexions-Rotations-Dysfunktion konnte statistisch aufgrund von konstanter Variablen nicht berechnet werden. Die Kombination Extensions-Dysfunktion und Flexions-Rotations-Dysfunktion wurden bei keinem Probanden beobachtet, sodass ebenfalls keine statistische Berechnung möglich war.

In den folgenden Unterpunkten werden die Ergebnisse der richtungsspezifischen Dysfunktionen dargestellt.

4.4.1 Extensions-Dysfunktion

Die Beurteiler klassifizierten die erkannte Bewegungs- und Kontrolldysfunktion übereinstimmend bei acht von 30 Probanden/Probandinnen als eine reine Extensions-Dysfunktion. 21 Probanden/Probandinnen wiesen übereinstimmend keine Extensions-Dysfunktion auf. Bei einer Person wurde die Bewegungs- und Kontrolldysfunktion nicht übereinstimmend in eine reine Extensions-Dysfunktion eingeteilt. Die statistische Auswertung ergab einen höchst signifikanten, perfekten Kappa-Wert von κ = 0,918 (p < 0,001).

Tabelle 14: Ergebnisse Extensions-Dysfunktion (Quelle: eigene Darstellung)

Extensions-Dysfunktion	
Anzahl Übereinstimmung vorhanden	8
Anzahl Übereinstimmung nicht vorhanden	21
Anzahl keine Übereinstimmung	1
κ	0,918
p-Wert	<0,001

4.4.2 Extension-Rotations-Dysfunktion

Die Beurteiler erkannten eine vorliegende Bewegungs- und Kontrolldysfunktion übereinstimmend bei 19 von 30 Probanden/Probandinnen als eine Extensions-Rotations-Dysfunktion. Vier Probanden/Probandinnen wiesen übereinstimmend keine Extensions-Rotations-Dysfunktion auf. Bei sieben Probanden/Probandinnen wurde die Bewegungs- und Kontrolldysfunktion nicht übereinstimmend in eine Extensions-Rotations-Dysfunktion eingeteilt. Die statistische Auswertung ergab einen signifikanten, ausreichenden Kappa-Wert von $\kappa = 0,386$ (p = 0,028).

Tabelle 15: Ergebnisse Extensions-Rotations-Dysfunktion (Quelle: eigene Darstellung)

Extension-Rotations-Dysfunktion	
Anzahl Übereinstimmung vorhanden	19
Anzahl Übereinstimmung nicht vorhanden	4
Anzahl keine Übereinstimmung	7
κ	0,386
p-Wert	0,028

4.4.3   Flexions-Dysfunktion

Die Beurteiler klassifizierten die erkannte Bewegungs- und Kontrolldysfunktion übereinstimmend bei elf von 30 Probanden/Probandinnen als
eine reine Flexions-Dysfunktion. Zehn Probanden/Probandinnen wiesen
übereinstimmend keine reine Flexions-Dysfunktion auf. Bei neun Pro-
banden/Probandinnen wurde die Bewegungs- und Kontrolldysfunktion
nicht übereinstimmend in eine reine Flexions-Dysfunktion eingeteilt. Die
statistische Auswertung ergab einen höchst signifikanten, mittelmäßigen
Kappa-Wert von κ = 0,449 (p = 0,003).

Tabelle 16: Ergebnisse Flexions-Dysfunktion (Quelle: eigene Darstellung)

Flexions-Dysfunktion	
Anzahl Übereinstimmung vorhanden	11
Anzahl Übereinstimmung nicht vorhanden	10
Anzahl keine Übereinstimmung	9
κ	0,449
p-Wert	0,003

4.4.4   Flexions-Rotations-Dysfunktion

Therapeut A teilte die erkannte Bewegungs- und Kontrolldysfunktion bei
zwei von 30 Probanden/Probandinnen in eine Flexions-Rotations-Dysfunktion ein. Bei 28 Probanden/Probandinnen erkannte er keine Flexions-
Rotations-Dysfunktion. Therapeut B erkannte bei allen 30 Probanden/
Probandinnen keine Flexions-Rotations-Dysfunktion.

Da eine Variable eine Konstante darstellt, konnte keine statistische Berechnung durchgeführt werden.

Tabelle 17: Ergebnisse Flexions-Rotations-Dysfunktion (Quelle: eigene Darstellung)

Flexions-Rotations-Dysfunktion	
Anzahl Übereinstimmung vorhanden	0
Anzahl Übereinstimmung nicht vorhanden	28
Anzahl keine Übereinstimmung	2
κ	-
p-Wert	-

4.4.5 Kombination Extensions-Dysfunktion und Flexions-Dysfunktion

Die Beurteiler erkannten die vorhanden Bewegungs- und Kontrolldysfunktion übereinstimmend bei einem von 30 Probanden/Probandinnen als eine Kombination aus Extensions-Dysfunktion und Flexions-Dysfunktion. 28 Probanden wiesen übereinstimmend keine Kombination aus Extensions-Dysfunktion und Flexions-Dysfunktion auf. Bei einer Person wurde die Bewegungs- und Kontrolldysfunktion nicht übereinstimmend in eine Extensions-Dysfunktion und Flexions-Dysfunktion eingeteilt. Die statistische Auswertung ergab einen höchst signifikanten, beachtlichen Kappa-Wert von κ = 0,651 (p < 0,001).

Tabelle 18: Ergebnisse Kombination Extensions-Dysfunktion und Flexions-Dysfunktion (Quelle: eigene Darstellung)

Extensions-Dysfunktion und Flexions-Dysfunktion	
Anzahl Übereinstimmung vorhanden	1
Anzahl Übereinstimmung nicht vorhanden	28
Anzahl keine Übereinstimmung	1
κ	0,651
p-Wert	<0,001

4.4.6   Kombination Extensions-Rotations-Dysfunktion und Flexions-Dysfunktion

Eine erkannte Bewegungs- und Kontrolldysfunktion wurde übereinstimmend bei neun von 30 Probanden/Probandinnen als eine Kombination aus Extensions-Rotations-Dysfunktion und Flexions-Dysfunktion beurteilt. 13 Probanden/Probandinnen wiesen übereinstimmend keine Kombination aus Extensions-Rotations-Dysfunktion und Flexions-Dysfunktion auf. Bei acht Probanden/Probandinnen wurde die Bewegungs- und Kontrolldysfunktion nicht übereinstimmend in eine Extensions-Rotations-Dysfunktion und Flexions-Dysfunktion eingeteilt. Die statistische Auswertung ergab einen höchst signifikanten, mittelmäßigen Kappa-Wert von κ = 0,467 (p = 0,008).

Tabelle 19: Ergebnisse Kombination Extensions-Rotations-Dysfunktion und Flexions- Dysfunktion (Quelle: eigene Darstellung)

Extensions-Rotations-Dysfunktion und Flexions-Dysfunktion	
Anzahl Übereinstimmung vorhanden	9
Anzahl Übereinstimmung nicht vorhanden	13
Anzahl keine Übereinstimmung	8
κ	0,467
p-Wert	0,008

4.4.7   Kombination Extensions-Dysfunktion und Flexions-Rotations-Dysfunktion

Beide Therapeuten erkannten bei allen 30 Probanden/Probandinnen übereinstimmend keine Kombination aus Extensions-Dysfunktion und Flexions-Rotations-Dysfunktion.

Da mehrere Variablen Konstante darstellen, konnte keine statistische Berechnung durchgeführt werden.

Tabelle 20: Ergebnisse Kombination Extensions-Dysfunktion und Flexions-Rotations-Dysfunktion (Quelle: eigene Darstellung)

Extensions-Dysfunktion und Flexions-Rotations-Dysfunktion	
Anzahl Übereinstimmung vorhanden	0
Anzahl Übereinstimmung nicht vorhanden	30
Anzahl keine Übereinstimmung	0
κ	-
p-Wert	-

4.4.8 Kombination Extensions-Rotations-Dysfunktion und Flexions-Rotations-Dysfunktion

Therapeut A teilte die identifizierte Bewegungs- und Kontrolldysfunktion bei einem von 30 Probanden/Probandinnen in eine Kombination aus Extensions-Rotations-Dysfunktion und Flexions-Rotations-Dysfunktion ein. Bei 29 Probanden/Probandinnen erkannte er keine Kombination aus Extensions-Rotations-Dysfunktion und Flexions-Rotations-Dysfunktion. Therapeut B erkannte bei allen 30 Probanden/Probandinnen keine Kombination aus Extensions-Rotations-Dysfunktion und Flexions-Rotations-Dysfunktion.

Da eine Variable eine Konstante darstellt, konnte keine statistische Berechnung durchgeführt werden.

Tabelle 21: Ergebnisse Kombination Extensions-Rotations-Dysfunktion und Flexions-Rotations-Dysfunktion (Quelle: eigene Darstellung)

Extensions-Rotations-Dysfunktion und Flexions-Rotations-Dysfunktion	
Anzahl Übereinstimmung vorhanden	0
Anzahl Übereinstimmung nicht vorhanden	29
Anzahl keine Übereinstimmung	1
κ	-
p-Wert	-

4.4.9 Zusammenfassung der Analyse der richtungsspezifischen Dysfunktion

Eine Einteilung einer Bewegungs- und Kontrolldysfunktion in eine Extensions-Dysfunktion, Extensions-Rotation-Dysfunktion, Flexion-Dysfunktion und in die Kombinationen einer Extensions- und Flexions-Dysfunktion sowie einer Extensions- Rotations- und Flexions-Dysfunktion kann reliabel beurteilt werde. Eine Aussage über die Einteilung in eine Flexions-Rotations-Dysfunktion sowie die Kombination aus Extensions-Rotations- und Flexions-Rotations-Dysfunktion sowie Extensions- und Flexions-Rotations-Dysfunktion kann nicht getroffen werden.

Vier der fünf zu berechnenden Dysfunktionsrichtungen erreichten höchst signifikante Kappa-Werte, eine Dysfunktionsrichtung erreichte einen signifikanten Kappa-Wert.

Die Extensions-Dysfunktion erreicht einen perfekten Kappa-Wert (κ = 0,918), gefolgt von der Kombination Extensions- und Flexions-Dysfunktion mit einem beachtlichen Kappa-Wert (κ = 0,651), der Flexions-Dysfunktion sowie der Kombination aus Extensions-Rotations- und Flexions-Dysfunktion mit mittelmäßigen Kappa-Werten (κ = 0,449; κ = 0,467) und der Extensions-Rotations-Dysfunktion mit einem ausreichenden Kappa-Wert (κ = 0,386).

Die Flexions-Rotations-Dysfunktion sowie die Kombination aus Extensions-Rotations- und Flexions-Rotations-Dysfunktion konnten statistisch nicht berechnet werde, da mindestens eine Variable eine Konstante darstellte. Die Kombination Extensions- und Flexions-Rotations-Dysfunktion wurde durch die Beurteiler keiner Person mit einer Bewegungs- und Kontrolldysfunktion zugeordnet.

Die Drop-outs der unter 4.2 beschrieben Tests hatte keinen Einfluss auf die Bewertung der Bewegungs- und Kontrolldysfunktion inklusive der Richtungsspezifität. Beide Therapeuten beurteilten die Probanden/Probandinnen übereinstimmend. Es entstand kein Drop-out durch fehlende Beurteilungen der Therapeuten.

Die berechneten Kappa-Werte der richtungsspezifischen Dysfunktion sind in Abbildung 15 dargestellt.

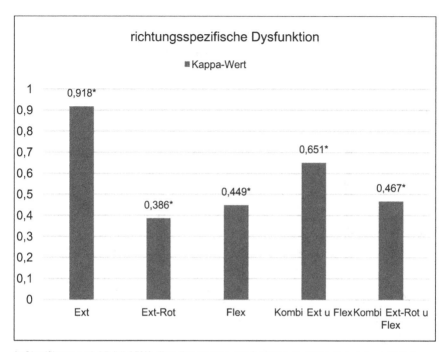

*=Signifikanz p≤0,05 (KI 95%); Ext=Extensions-Dysfunktion; Ext-Rot=Extensions-Rotations-Dysfunktion; Kombi Ext u Flex=Kombination Extensions- und Flexions-Dysfunktion; Kombi Ext-Rot u Flex=Kombination Extensions-Rotations- und Flexions-Dysfunktion; Flex.=Flexions-Dysfunktion

Abbildung 15: Übersicht der richtungsspezifischen Dysfunktion mit den dazuge-hörigen Kappa-Werten (Quelle: eigene Darstellung)

Die Abbildung 16 zeigt die Häufigkeiten der Übereinstimmung der er-kannten richtungsspezifischen Dysfunktion sowie die Anzahl der Nicht-übereinstimmungen.

Die Extension-Rotations-Dysfunktion konnte am häufigsten identifiziert werden und wurde bei 19 Probanden/Probandinnen übereinstimmend als korrekt bewertet, gefolgt von der Flexions-Dysfunktion bei elf Proban-den/Probandinnen, der Kombination aus Extension-Rotations- und Flexi-ons-Dysfunktion bei neun Probanden/Probandinnen, der Extensions-Dys-funktion bei acht Probanden/Probandinnen sowie die Kombination aus Extensions- und Flexions-Dysfunktion bei einer Person. Die reine Flexi-ons-Rotations-Dysfunktion, die Kombination aus Extensions- und Flexi-

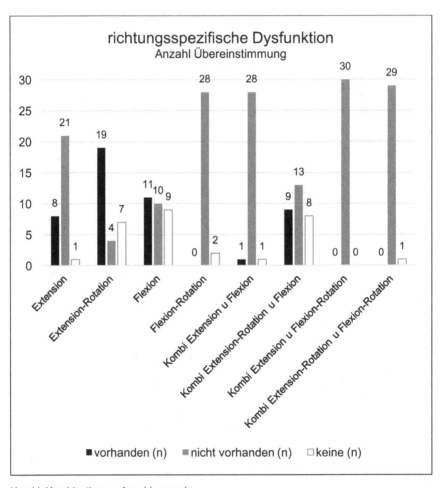

Kombi=Kombination; n=Anzahl; u=und

Abbildung 16: Häufigkeiten der erkannten richtungsspezifischen Dysfunktionen (Quelle: eigene Darstellung)

ons-Rotations-Dysfunktion und die Kombination aus Extensions-Rotations- und Flexions-Rotations-Dysfunktion kamen bei keiner Person vor.

Die Therapeuten erkannten übereinstimmend bei 30 Probanden/Probandinnen das Nicht-Vorhandensein der Kombination aus Extensions- und Flexions-Rotations-Dysfunktion, bei 29 Probanden/Probandinnen das Nicht-Vorhandensein der Kombination aus Extensions-Rotations- und

Flexions-Rotations-Dysfunktion und bei 28 Probanden/Probandinnen das Nicht-Vorhandensein der reinen Flexions-Rotations-Dysfunktion sowie der Kombination aus Extensions- und Flexions-Dysfunktion.

Bei 21 Probanden/Probandinnen wurde übereinstimmend das Fehlen einer Extensions-Dysfunktion, bei 13 Probanden/Probandinnen das Fehlen der Kombination Extensions-Rotations- und Flexions-Dysfunktion, bei zehn Probanden/Probandinnen das Fehlen der Flexions-Dysfunktion und bei vier Probanden/Probandinnen das Fehlen der Extensions-Rotations-Dysfunktion beschrieben.

Keine Übereinstimmung der richtungsspezifischen Einteilung wurde bei neun Probanden/Probandinnen bei der Flexions-Dysfunktion, bei acht Probanden/Probandinnen bei der Kombination aus Extensions-Rotations- und Flexions-Dysfunktion, bei sieben Probanden/Probandinnen bei der Extensions-Rotations-Dysfunktion und bei zwei Probanden/Probandinnen bei der Flexions-Rotations-Dysfunktion gefunden. Jeweils eine Person wurde bei der Extensions-Dysfunktion, bei der Kombination aus Extensions- und Flexions-Dysfunktion und bei der Kombination aus Extension-Rotations- und Flexions-Rotations-Dysfunktion nicht übereinstimmend erkannt. Bei der Kombination aus Extensions- und Flexions-Rotations-Dysfunktion gab es keine Nicht-Übereinstimmungen.

Die Berechnung der prozentualen Übereinstimmung ergab eine 100%-ige Übereinstimmung bei der Kombination aus Extensions-Dysfunktion und Flexions-Rotations-Dysfunktion. Eine prozentuale Übereinstimmung von 96,7% wurde bei der Extensions-Dysfunktion, bei der Kombination aus Extensions- und Flexions-Dysfunktion sowie bei der Kombination aus Extensions-Rotations- und Flexions-Rotations-Dysfunktion berechnet. Die Flexions-Rotations-Dysfunktion erreichte eine prozentuale Übereinstimmung von 93,3%, die Extensions-Rotations-Dysfunktion von 76,7%, die Kombination aus Extensions-Rotations- und Flexions-Dysfunktion von 73,3% und die Flexions-Dysfunktion von 70%.

Eine detaillierte Darstellung der richtungsspezifischen Dysfunktionen mit den dazugehörigen Kappa- und p-Werten sowie der prozentualen Übereinstimmung ist in Tabelle 23 beschrieben.

Tabelle 22: Darstellung der richtungsspezifischen Dysfunktionen mit Kappa- und p-Werten sowie der prozentualen Übereinstimmung (Quelle: eigene Darstellung)

Richtung Dysfunktion	Ext	Ext-Rot	Flex	Flex-Rot
κ	0,918	0,386	0,449	-
Beschreibung κ	perfekt	ausreichend	mittelmäßig	-
p-Wert	<0,001*	0,028*	0,003*	-
% Übereinstimmung	96,7	76,7	70	93,3

Richtung Dysfunktion	Kombi Ext u Flex	Kombi Ext-Rot u Flex	Kombi Ext u Flex-Rot	Kombi Ext-Rot u Flex-Rot
κ	0,651	0,467	-	-
Beschreibung κ	beachtlich	mittelmäßig	-	-
p-Wert	<0,001*	0,008*	-	-
% Übereinstimmung	96,7	73,3	100	96,7

*=Signifikanz p≤0,05 (KI 95%), % Übereinstimmung=prozentuale Übereinstimmung; Ext= Extension; Ext-Rot=Extension-Rotation; Flex=Flexion; Flex-Rot=Flexion-Rotation; κ=Kappa-Wert; Kombi Ext u Flex=Kombination Extension und Flexion; Kombi Ext-Rot und Flex= Kombination Extension-Rotation und Flexion; Kombi Ext u Flex-Rot=Kombination Extension und Flexion-Rotation; Kombi Ext-Rot u Flex-Rot=Kombination Extension-Rotation und Flexion-Rotation; p-Wert=Signifikanzwert

4.5 Allgemeine Zusammenfassung der Ergebnisse

Das primäre Ziel der Studie war die Überprüfung der Intertester-Reliabilität zwischen zwei Therapeuten von sieben aktiven Bewegungstests zur Überprüfung einer Bewegungs- und Kontrolldysfunktion bei Patienten/Patientinnen mit Nackenbeschwerden. Alle Testbewegungen zeigten signifikante Kappa-Werte, die von ausreichend bis fast perfekt (κ = 0,294 - 0,718) variierten. Aufgrund der Signifikanzen der Ergebnisse kann von einer vorhandenen Intertester-Reliabilität aller Testbewegungen ausgegangen werden.

Die sekundäre Zielstellung verfolgte die Beurteilung der gesamten Testbatterie bezogen auf das Vorhandensein oder Nicht-Vorhandensein einer Bewegungs- und Kontrolldysfunktion anhand der Berechnung der Intertester-Reliabilität. Die Berechnung der prozentualen Übereinstimmung ergab eine 100%-ige Übereinstimmung. Da die Berechnung des Kappa-Wertes dieser Variable nicht möglich war, konnte keine statistisch wertvolle Aussage getroffen werden.

Die richtungsspezifische Einteilung in Subgruppen erreichte signifikant reliable Werte von ausreichend bis fast perfekt ($\kappa = 0,386 - 0,918$). Vor allem die spezifische Einteilung von Bewegungs- und Kontrolldysfunktionen in eine Extensions-Dysfunktion, Extensions-Rotations-Dysfunktion, Flexions-Dysfunktion und Kombination aus Extensions- und Flexions-Dysfunktion sowie Extensions-Rotations- und Flexions-Dysfunktion kann reliabel vorgenommen werden.

Die Studie wird mit einem Evidenzlevel 4 bewertet.

5 Diskussion

5.1 Stichprobenpopulation

Das Ergebnis dieser Studie ist primär auf die Population der Proban-
den/Probandinnen der Zufallsstichprobe übertragbar. Demnach wiesen
alle Probanden/Probandinnen Nackenbeschwerden auf, erhielten nach
ärztlicher Untersuchung eine Heilmittelverordnung für Manuelle Therapie
oder Krankengymnastik und begannen bzw. waren schon in physiothera-
peutischer Behandlung bei Therapy4U. Die Testpersonen wurden, wie
unter Punkt 4.1 im Flussdiagramm dargestellt, aus einer unbekannten
Grundgesamtheit zufällig von den Empfangsdamen (n=11), von den Phy-
siotherapeuten/Physiotherapeutinnen der Praxis (n=25) und der Studienleiterin (n=14) ausgewählt, was für ein unterschiedliches Rekrutierungs-
spektrum spricht und mögliche Selektionsbias ausgrenzen kann.

Die zufällige, nicht methodengeleitete Auswahl der StudienteilnehmerInnen aus der Grundgesamtheit lässt nicht darauf schließen, dass die Eigenschaften der Stichprobe mit den Eigenschaften der Grundgesamtheit
ident und keine zufälligen Effekte entstanden sind (Deinzer, 2007, S. 64).
Eine Bestimmung der Eigenschaften der Grundgesamtheit wäre mit
komplexen Prozessen verbunden, die im Rahmen dieser Studie nicht zu
ermöglichen gewesen wäre, sodass keine eindeutige Aussage bezogen
auf die Übereinstimmung der Grundgesamtheit und die zufällige Stichprobe getroffen werden kann.

Dennoch wird eine repräsentative Situationsstichprobe angenommen, die
die Eigenschaften, die Arbeitsbedingungen und Alltagssituationen der
Probanden/Probandinnen das Klientelspektrum in einer physiotherapeutischen Praxis wiederspiegelt. Auch das Verhältnis von weiblichen (n =
24) und männlichen (n = 6) Probanden zeigt sich in wissenschaftlichen
Ergebnissen. Der systemische Review von Fejer et al. (2006) bestätigt,
dass Frauen signifikant häufiger über Nackenbeschwerden klagen als
Männer.

Ebenfalls entspricht die rekrutierte Probandenpopulation der Patienten-
population, an der die untersuchten Testbewegungen genutzt werden
kann. Damit ergibt sich eine vorhanden externe Validität für physiotherapeutische Praxen mit orthopädisch-chirurgischem Schwerpunkt. Wird

© Springer Fachmedien Wiesbaden GmbH, ein Teil von Springer Nature 2018
N. Büttner, *Zervikale Bewegungs- und Kontrolldysfunktionen*,
Best of Therapie, https://doi.org/10.1007/978-3-658-20856-1_5

diese Studie in anderen Zentren mit unterschiedlichen Schwerpunkten wie z.B. einer Klinik durchgeführt, können andere Ergebnisse entstehen. Um die Aussagekraft zu erhöhen, wären zukünftige Multi-Center Studien sinnvoll.

93,3% der Probanden/Probandinnen beschrieben chronische Nackenbeschwerden. In der Literatur werden chronische Schmerzen ab einer Dauer von drei bis sechs Monaten beschrieben. Dennoch ist die Zeitangabe nicht ein alleiniges Merkmal für die Diagnostik eines chronischen Schmerzgeschehens, sondern die Art des Schmerzmechanismus nimmt eine größere Bedeutung ein (Merskey und Bogduk, 1994).

Eine bedeutende Rolle in Bezug auf chronische Schmerzen spielen im Gegensatz zu nozizeptionsbedingten Komponenten vor allem psychologische Faktoren sowie anhaltende periphere und zentrale Sensibilisierungsvorgänge (Laube, 2009, S. 275; Zusman, 2009). 75% der Probanden in dieser Studie beschrieben die Beschwerden seit mehr als einem Jahr. Es kann nach diesem Zeitraum von abgeschlossenen Heilungsphasen nach akutem Geschehen ausgegangen werden, was einen anderen Einfluss für ein Schmerzgeschehen und das Aufrechterhalten der Beschwerden deutlich machen könnte.

Es könnte davon ausgegangen werden, dass durch Nackenbeschwerden ein verändertes Bewegungs- und Kontrollmuster auf kortikaler Ebene durch Veränderungen der zentral-neuralen Präsentationen im Humunkulus entstehen könnten (Flor et al., 1997). Würde dieses Bewegungs- und Kontrollmuster als unterbewusstes Schonverhalten angenommen, könnten Nackenbeschwerden aufrechterhalten werden. Auch eine arthrogene muskuläre Inhibition, wie unter 2.2.2.4 erläutert, würde die andauernden Beschwerden erklären. Durch veränderte Informationen der Gelenkrezeptoren kann es zur neuralen Inhibition der Muskulatur mit Atrophie, veränderter Rekrutierungsfähigkeit und verringerter Kontraktionsfähigkeit mit angepassten motorischen Bewegungsmustern kommen (Horre, 2008; Rice und McNair, 2010). Diese Theorie erklärt vor allem immer wiederkehrende Beschwerden bei degenerativen Gelenkveränderungen.

Da nicht alle Probanden/Probandinnen Nackenschmerzen beschreiben jedoch die Therapeuten bei jedem Probanden/Probandin eine Bewegungs- und Kontrolldysfunktion identifiziert haben, könnte man davon ausgehen, dass Schmerz nicht unbedingt eine Voraussetzung für eine Bewegungs- und Kontrolldysfunktion ist, was sich mit vorangegangenen Studienergebnissen deckt. Luomajoki et al. (2008), Patroncini et al. (2014) und Segarra et al. (2015) fanden auch bei Personen ohne

Schmerzen Bewegungs- und Kontrolldysfunktionen und Elsig et al. (2014) konnte keinen signifikanten Zusammenhang zwischen Bewegungstests und der Schmerzintensität finden.

Auch eine genaue Schmerz- oder Beschwerdebeschreibung für Bewegungs- und Kontrolldysfunktionen kann nicht definiert werden, denn die Probanden/Probandinnen beschrieben vielseitige Schmerz- und Beschwerdequalitäten. Es könnte jedoch anhand des Mittelwertes des NDI und der VAS geschlussfolgert werden, dass Probanden/Probandinnen mit zervikalen Bewegungs- und Kontrolldysfunktionen durchschnittlich eine normale bis schwache funktionelle Beeinträchtigung im Alltag zeigen (MW NDI: 20,8 Punkte) und Schmerzintensitäten im unterer Bereich (MW VAS: 3,69cm) aufweisen. Diese Annahme bedarf zukünftiger Forschung.

Ebenfalls ist auffällig, dass 83,3% der Probanden über Kopfschmerzen klagten. In weiteren Studien könnte überprüft werden, inwiefern zervikale Bewegungs- und Kontrolldysfunktionen mit Kopfschmerzen korrelieren.

In der deskriptiven Analyse des FABQ wird deutlich, dass 16,7% der Probanden/Probandinnen mehr als 15 Punkte bei der Bewertung des FABQ-PA angaben, obwohl die durchschnittliche Punktzahl nicht mehr als 15 Punkte auf der Subskala erreichte und damit kein inadäquates Verhaltensmuster abgeleitet werden kann. Die zwei Personen, die die zervikale Extension und die Schultergelenksflexion mit Gewicht verweigerten, erreichten 16 und 20 Punkte auf dem FABQ-PA, was mit einem Angstvermeidungsverhalten korrelieren könnte. In weiteren Studien zur Identifikation von Bewegungs- und Kontrolldysfunktionen wären mehr als 15 Punkte auf dem FABQ-PA als Ausschusskriterium denkbar, um eine hohe Drop-out-Rate zu vermeiden.

In einer physiotherapeutischen Behandlungsplanung muss ein Ergebnis von mehr als 15 Punkten auf den FABQ-PA individuell berücksichtig werden, da in diesen Fällen eine Bewegungs- und Kontrolldysfunktion nicht nur auf struktureller und funktioneller, sondern auch auf kognitiver Ebene therapiebedürftig ist (Chung et al., 2013; Klenerman et al., 1995; Staerkle et al., 2004). Alle Ebenen eines bio-psycho-sozialen Denkmodels mit möglichen Einflussfaktoren sollten für eine Beschwerdeverbesserung und Problemlösung bei einer fundierten physiotherapeutischen Untersuchung und Behandlung miteinbezogen werden.

In dem Klassifizierungssystem von O'Sullivan (2005) stellen zentral ausgelöste nicht-mechanische Beschwerden eine Subgruppe dar, in der „Yellow Flags" und psychologische Auffälligkeiten wie Angstvermeidungsverhalten, Depressionen und Katastrophisieren eine Rolle spielen und die andere Behandlungsinterventionen bedürfen als mechanisch ausgelöster Schmerz. In weiteren Studien sollten Patienten/Patientinnen, die dieser Gruppe angehören, ausgeschlossen werden.

5.2 Testbewegungen

Aus den Ergebnissen der Bewertung der einzelnen Testbewegungen lässt sich aufgrund der beachtlich reliablen Kappa-Werte schlussfolgern, dass Therapeuten die Bewegungen der Flexion (κ = 0,718), Extension (κ = 0,635) und der bilateralen Armelevation (κ = 0,684) adäquat beurteilen können und Abweichungen von der Norm erkennen. Die Ergebnisse in den Studien von Patroncini et al. (2014) und Segarra et al. (2015) sind nahezu identische mit den Ergebnissen in dieser Studie (Flexion κ = 0,69; Extension κ = 0,69, κ = 0,73; bilaterale Armflexion κ = 0,71). Eine vergrößerte anteriore oder posteriore Translation im Verhältnis zur sagittalen Rotation bei Flexion und Extension aufgrund von hohen Scherkräfte bei diesen Bewegungen sowie eine insuffiziente Stabilisierung der HWS bei Armbewegung sind demnach gut observierbar (Porterfield und DeRosa, 1995).

In der Studie von Segarra et al. (2015) wurde im Vergleich zu der vorliegenden Studie die zervikale Flexion im Vierfüßlerstütz ausgeführt (κ = 0,52), um die Aktivität der intrinsischen Extensoren zu beurteilen. Diese Testausführung könnte eine Teststeigerung der Flexion im Sitz darstellen, da die Extensoren das Kopfgewicht gegen die Schwerkraft halten und führen müssen. Die Bewegung kann jedoch nicht als funktionelle Alltagsbewegung gesehen werden, was eine Voraussetzung für den Einschluss in die Testbatterie war (siehe 3.5).

Ist die Extension im Sitz auffällig, könnte spezifischer zwischen Extensions-Dysfunktionen der oHWS und uHWS z.B. durch Extension der uHWS und des cervikothorakalen Übergangs bei gehaltener hochzervikaler Flexion differenziert werden, um noch genauere Aussagen über eine Bewegungs- und Kontrolldysfunktion zu erhalten (Patroncini et al. 2014).

Bei der bilateralen Armelevation wurde die Schnelligkeit der Armbewegung auf 60 Schläge pro Minute festgelegt. In den Studien von Patroncini et al. (2014) und Segarra et al. (2015) wurden keine Bewegungsgeschwindigkeit angegeben. Falla et al. (2004c) zeigten, dass asymptomatische Probanden/Probandinnen ein angepasstes neuromuskuläres Bewegungsmuster durch erhöhte Aktivität des M.sternocleidomastoideus und der Nackenextensoren bei schnellen beidseitigen Armbewegungen zeigten, um eine Stabilität und Schutz der HWS und des visuellen und vestibulären System zu gewährleisten. Bei der qualitativen Beurteilung der bilateralen Armelevation darf diese Koaktivierung nicht als inkorrekte Bewegungsausführung gewertet werden. Dennoch sollte eine übermäßige Aktivierung mit geringerer Stabilisierung der HWS als inkorrekt angegeben werden.

Schwieriger wird die reliable Beurteilung bei der Schultergelenksflexion mit Gewicht (κ = 0,504) und der Oberkörperneigung (κ = 0,462). In der Studie von Patroncini et al. (2014) wurde ein höherer Kappa-Wert von κ = 0,85 bei der Schultergelenksflexion mit Gewicht erreicht. Es wurden jedoch keine Angaben zum Gewicht oder zur Bewegungsgeschwindigkeit gemacht. In dieser Studie wurde das Gewicht auf vier Kilogramm und die Geschwindigkeit auf 60 Schläge pro Minute standardisiert. Es ist möglich, dass es individuelle Unterschiede geben kann, ab welchem Gewicht oder Geschwindigkeit eine Bewegungs- und Kontrolldysfunktion auftreten kann und diese nicht der Norm entspricht. Ab einer hohen Gewichtsstufe bzw. einer hohen Geschwindigkeit könnte jeder ProbandIn eine Ausweichbewegung zeigen. In diesem Zusammenhang stellt sich die Frage, ob ein geringes Gewicht oder eine langsame Bewegung aufgrund einer möglichen geringeren Muskelaktivität eher zu Bewegungs- und Kontrolldysfunktion führen oder ob es individuelle Untergruppen geben kann wie z.B. Dysfunktionen bei schnellen Bewegungen/hohem Gewicht oder langsamen Bewegungen/geringes Gewicht.

Bei der Oberkörperneigung sowie bei der zervikalen Flexion sollte eine Beteiligung des neurodynamischen Systems in Betracht gezogen werden. Bei Flexion verlängert sich aufgrund der anterior liegenden Rotationsachse der Spinalkanal und es kommt zu einer physiologischen Bewegung der Dura mit Elongation der neuralen und vaskulären Gewebestrukturen (Breig, 1978, S. 62; Panjabi et al., 1994, S. 53). Wenn Auffälligkeiten der motorischen Bewegungskontrolle bei Flexion oder bei der Oberkörperneigung vorhanden sind, könnten laut der Autorin weitere neurodynamische Testungen sinnvoll sein, um mögliche Ursachen für eine Bewegungs- und Kontrolldysfunktion herauszufiltern und in die Behandlung zu intergieren.

Die Testbewegungen zervikale Rotation und Pro- und Retraktion erreichten die geringsten Kappa-Werte. Das Zusammenspiel der Gegenbewegungen aus oHWS und uHWS bei Pro- und Retraktion verdeutlicht die Komplexität der Bewegung. Die Testbewegung wurde in die Testbatterie aufgenommen, da bei Pro- und Retraktion das Bewegungsausmaß der oHWS in Flexion und Extension größer ist als bei reiner Flexion und Extension der gesamten HWS und damit auch mögliche qualitative Abweichungen erkennbar werden könnten. Das geringe Bewegungsausmaß der Translation des Kopfes von durchschnittlich 9,1cm könnte eine Beurteilung von Abweichungen der sagittalen Rotation im Vergleich zur translatorischen Komponente erschweren (Severinsson et al., 2012). Ein deutlich höherer Kappa-Wert (κ = 0,91) bei der Beurteilung der Pro- und Retraktion in der Studie von Patroncini et al. (2014) könnte durch die Beurteilung der Bewegung mit Videoanalysesystem mit zusätzlichen Hilfslinien entstanden sein, was die Beurteilung trotz geringem Bewegungsausmaß erleichtern könnte.

Bei der Beurteilung der Rotationsbewegung könnte das Erkennen von Verschiebungen der Bewegungsachsen bzw. Missverhältnisse zwischen angulärer und linearer Bewegungen aufgrund der Observationsposition von lateral schwieriger gewesen sein. Durch die laterale Therapeutenposition wurde hauptsächlich eine Abweichung am Bewegungsende deutlich. In der Studie von Patroncini et al. (2014) erreichte die Rotation ebenfalls den geringsten Kappa-Wert von κ = 0,47 bei einer Beobachtung von frontal. Eine Therapeutenposition im 45° Winkel zum/zur ProbandIn könnte eine Abweichung auch während der Bewegungsausführung sichtbar machen festhalten. In der Praxissituation kann eine Observation aus mehreren Positionen zur Beurteilung der Rotation sinnvoll sein, um die gesamte Bewegungsdimension zu erfassen. Dies war in dieser Studie aufgrund der Standardisierung nicht gegeben.

In der vorliegenden Studie wurde im Vergleich zu bisherigen Arbeiten von Luomajoki et al. (2007), Patroncini et al. (2014) und Segarra et al. (2015) die Bewegungsqualität nicht per zweidimensionaler Videoaufnahme analysiert, sondern die Testausführungen direkt, wie in einer Praxissituation, beobachtet und bewertet. Die Ergebnisse zeigen, dass die Bewegungstests auch ohne standardisierte Videoanalyse reliabel sind, wodurch eine Übertragung der Tests auf ein klinisches Setting möglich ist. Ebenfalls wurde in den vorangegangenen Studien nur eine Bewegungsausführung mit dem Kamerasystem festgehalten, was eine Schlussfolgerung auf eine mögliche Diagnose einer Bewegungs- und Kontrolldysfunktion einschränkt. Der Vorteil in der vorliegenden Arbeit ist, dass drei bzw., unter Einbeziehung des Probeversuchs, vier Ausführungen in die Bewertung eingeflossen sind, was die Wertigkeit einer Interpretation erhöht (Walter et al., 1998).

Aus der Übersicht der Anzahl an Übereinstimmungen folgt, dass die meisten Probanden/Probandinnen bei Pro- und Retraktion und bei Rotation am häufigsten von der qualitativen Bewegungsnorm abweichen. Elsig et al. (2014) und Segarra et al. (2015) zeigten, dass Personen mit Nackenschmerzen im Vergleich zu asymptomatischen Personen signifikant häufiger Normabweichung bei der Rotation im Sitz aufweisen. Elsig et al. (2014) fanden in der Fall-Kontroll-Studie bei Pro- und Retraktion, bei Extension des zervikothorakalen Übergangs und bei Rotation im Vierfüßlerstütz signifikante Werte zur Beurteilung der diskriminativen Validität (AUC 95%CI: 0,633 - 0,733). Weiter Testbewegung wie die alleinige Extension im Sitz oder die bilaterale Armelevation konnten nicht zwischen symptomatischen und asymptomatischen Probanden/Probandinnen unterscheiden, woraus sich schlussfolgern lässt, dass, auch wenn die Tests reliabel sind, nicht zwangsläufig zwischen symptomatischen und asymptomatische Probanden/Probandinnen differenziert werden kann.

Obwohl die Therapeuten bei Pro- und Retraktion nur vier nicht übereinstimmende Ergebnisse mit der am besten prozentualen Übereinstimmung von 86,7% aufzeigten, erzielt die statistische Berechnung nur einen ausreichenden Kappa-Wert von κ = 0,294. Grund dafür ist die Berechnung des Kappa-Wertes, der im Vergleich zur prozentualen Übereinstimmung zufällig entstanden Übereinstimmungen ausschließt und die Übereinstimmung der korrekten, der inkorrekten Bewegungsausführung und die Nicht-Übereinstimmung in Beziehung setzt. Es wird das Verhältnis von inkorrekter und korrekter Bewegungsausführung berücksichtigt, obwohl beide als übereinstimmend bewertet wurden (Sim und Wright, 2005). Dementsprechend ist es sinnvoll, in weiteren Reliabilitätsstudien bewusst Probanden zu inkludieren, die keine Auffälligkeiten der Bewegungsqualität zeigen und damit die Probandenanzahl zu erhöhen, um die Entstehungsmöglichkeit von besseren Kappa-Werten zu gewährleisten. Folglich muss bei der Interpretation der prozentualen Übereinstimmung an mögliche Bias gedacht werden.

Ebenfalls muss bei der Interpretation berücksichtigt werden, dass das Ergebnis nur für die Übereinstimmung von zwei Beurteilern gilt und kein Vergleich mit einem „Goldstandard" bzw. einer diagnostischen Aussage über das Vorliegen bzw. Nicht-Vorliegen einer Bewegungs- und Kontrolldysfunktion getroffen werden kann (Sim und Wright, 2005).

In dieser Arbeit lag der Schwerpunkt auf der qualitativen Beurteilung der Testausführung. Die quantitative Beurteilung des Gesamtbewegungsausmaßes zur Identifikation einer Bewegungs- und Kontrolldysfunktion spielte keine primäre Rolle, da bei zervikalen Bewegungen große Variabilität gefunden werden können und der diagnostische Wert einer Messung des Bewegungsausmaßes keine einheitlichen Aussagen liefern kann (Chen et al., 1999).

Bei der qualitativen Bewertung liegt das Augenmerk auf der Beurteilung des Bewegungsbeginns bzw. während der Bewegung, um in diesen Bereichen mögliche vergrößerte neutrale Zonen und Instabilitäten durch Achsenverschiebungen und/oder inkorrekte Verhältnisse der Bewegungsaufteilung der Segmente und Körperabschnitte zu erkennen (siehe Kap. 2.2.2.2). Sahrmann (2010, S. 15f) postuliert, dass hauptsächlich lineare Bewegungen stressauslösend sind. In der Erläuterung der zervikalen Bewegungsausmaße unter Punkt 2.1.2 wird deutlich, dass im Segment C4 - C6 die größtmögliche lineare Bewegung bei Flexion und Extension stattfindet, welche u.a vom intrinischen Extensor M.semispinalis cervicis gesteuert wird (White und Panjabi, 1978, S. 78; Wu et al., 2007). Schomacher et al. (2012) kamen zu dem Ergebnis, dass bei asymptomatischen Probanden/Probandinnen der Muskel am Bewegungssegment C5 bei implizierter linearer Kraft 40% mehr maximale willkürliche Kontraktionskraft aufbringt als im Segment C2. Ist nun die Aktivität des Muskels bei Probanden/Probandinnen mit Nackenbeschwerden verändert, könnte es laut der Autorin zu einer geringeren Stabilisierung des Segments und einer Vergrößerung der neutralen Zone mit Reizung der Nozizeptoren führen.

Dementsprechend ist der Vergleich und die Bewertung der Bewegungsausmaße der einzelnen zervikalen Abschnitte und des Verhältnisses zwischen rotatorischer und translatorischer Bewegungskomponente für die Beurteilung wesentlich wichtiger. Dennoch sollte im klinischen Alltag die Kombination aus quantitativen und qualitativen Zeichen gesehen und interpretiert werden, um alle Faktoren in ein umfangreiches Behandlungsmanagement einzubeziehen.

5.3 Testbatterie

Die Übereinstimmungsfähigkeit beider Therapeuten bei der diagnostischen Beurteilung eines Vorhandenseins bzw. Nicht-Vorhandenseins einer Bewegungs- und Kontrolldysfunktion betrug 100%. Die Therapeuten erkannten bei jeder inkludierten Person eine Bewegungs- und Kontrolldysfunktion. Dieses Ergebnis bedeutet, dass jeder/jede ProbandIn mindestens eine inkorrekte Testbewegung aufwies. Dementsprechend kann geschlussfolgert werden, dass alle Patienten/Patientinnen der vorliegenden Studienpopulation mit Nackenbeschwerden eine Bewegungs- und Kontrolldysfunktion aufwiesen.

In den vorangegangenen Studien wurde keine Beurteilung der gesamten Testbatterie, sondern nur eine Beurteilung der einzelnen Testbewegungen vorgenommen bzw. die Anzahl an inkorrekt ausgeführten Tests festgehalten (Patroncini et al., 2014; Segarra et al., 2015). Segarra et al. (2015) fanden keinen signifikanten Unterschied bei dem Vorhandensein einer Bewegungs- und Kontrolldysfunktion bei Personen mit und ohne Nackenschmerzen. Im Gegensatz dazu zeigten Luomajoki et al. (2008), dass Probanden/Probandinnen mit lumbalen Rückenschmerzen 7,5-mal häufiger drei positive Tests der Bewegungskontrolle im Vergleich zu gesunden Probanden/Probandinnen aufwiesen. Eine höhere Anzahl an positiven Tests bei Personen mit Nackenschmerzen konnten Elsig et al. (2014) und Patroncini et al. (2014) bestätigen. Die Autorin schlussfolgert, dass auch Personen ohne Nackenschmerzen Bewegungs- und Kontrolldysfunktionen aufweisen, bei Personen mit Nackenbeschwerden jedoch vermehrt auffällige Testergebnisse erkannt werden können.

Um zu einem statistisch aussagekräftigen Ergebnis zu kommen, ob die vorliegende Testbatterie Bewegungs- und Kontrolldysfunktionen reliabel identifizieren kann, müssen Personen mit in die Testung einbezogen werden, die keine Bewegungs- und Kontrolldysfunktion aufweisen. Das Fehlen einer Kontrollgruppe stellt ein Kritikpunkt dieser Studie dar. Ebenfalls könnte untersucht werden, wieviel positive Testbewegungen Personen mit Nackenbeschwerden aufweisen müssen, damit von einer Bewegungs- und Kontrolldysfunktion ausgegangen werden kann.

Ebenfalls kann kritisiert werden, dass Bewegungsdysfunktionen und Kontrolldysfunktionen unter einem Begriff „Bewegungs- und Kontrolldysfunktionen" zusammengefasst wurden. Das Fehlen einer differenzierten Einteilung könnte dazu beigetragen haben, dass die Beurteiler jedem/jeder Probanden/Probandin eine Bewegungs- und Kontrolldysfunktion zugeordnete haben. Das Ergebnis hätte anders ausfallen können, wenn die Dysfunktionen gesondert betrachtet worden wäre. Luomajoki et al. (2008), Patroncini et al. (2014) und Segarra et al. (2015) nutzen die Bewegungstests zur Identifizierung von Kontrolldysfunktionen, was hauptsächlich Patienten/Patientinnen betrifft, die keine schmerzhaft limitierte Bewegungsrichtung zeigen und die Beschwerden eher in statischen Positionen oder wiederkehrende Bewegungen beschreiben (siehe Kap.

2.2.1.3). Die Tests in dieser Arbeit beziehen sich hauptsächlich auf die Beurteilung einer Kontrolldysfunktion, was impliziert, dass der Begriff „Bewegungs- und Kontrolldysfunktionen" nicht optimal gewählt wurde. In zukünftiges Arbeiten mit Beurteilung der gesamten Testbatterie sollte eine Unterteilung in Bewegungs- oder Kontrolldysfunktion berücksichtigt werden.

5.4 Richtungsspezifische Dysfunktion

Eine richtungsspezifische Einteilung von Bewegungs- und Kontrolldysfunktionen wurde in vorangegangenen Studien nicht untersucht. Bis dato wurden nur Analysen der Gleichmäßigkeit und Genauigkeit eines vorgegebenen Bewegungsablaufes sowie der Geschwindigkeit und Beschleunigung mittels Computerprogrammen und –analysen durchgeführt und Unterschiede in den Bewegungsparametern zwischen symptomatischen und asymptomatischen Probanden/Probandinnen festgestellt (Kristjansson und Oddsdottir, 2010; Sjölander et al., 2008). Durch eine direkte richtungsspezifische Einteilung kann jedoch das mechanische Problem sichtbar werden, woran ein Behandlungsansatz angeknüpft werden könnte, um den mechanischen Stress auf schmerzauslösende Strukturen zu reduzieren (Sahrmann, 2010, S. 2).

Passend zu dem Ergebnis der Testbewegung der zervikalen Rotation wurden bei der Einteilung in richtungsspezifische Subgruppen mit Rotationskomponente schlechtere Ergebnisse als bei Einteilungen mit Flexions- und Extensionskomponente erzielt. Aus diesem Resultat lässt sich schlussfolgern, dass die Beurteilung der Rotation Unstimmigkeiten mit sich bringt. Sahrmann (2010, S. 66) schlägt zur Beurteilung einer Rotationsdysfunktion neben der Rotation im Sitz die unilaterale Armelevation mit Palpation der Proc.spinosi oder die Rotation im Vierfüßlerstütz vor, um das zervikale Bewegungsverhalten und die skapulothorakale Anbindung zu überprüfen. In den bisherigen Studien erreichten diese Tests, jedoch ohne palpatorische Überprüfung, Kappa-Werte von κ = 0,80 bei der Rotation im 4-Füßler-Stütz und κ = 0,32 bzw. κ = 0,74 bei unilateraler Armflexion. Diese Tests könnten bei Unsicherheiten und zur zusätzlichen Hypothesenbestätigung einer richtungsspezifischen Dysfunktion genutzt werden.

Sahrmann (2010, S. 58) gibt eine Extensions-Rotations-Dysfunktion als häufigste Dysfunktion an, was sich mit den Ergebnissen dieser Studie deckt (n = 19). Desweitern beschreibt Sahrmann die Häufigkeit einer Extensions-Dysfunktion (n = 8), gefolgt von einer Flexions-Rotations-Dysfunktion (n = 0) und einer Flexions-Dysfunktion (n = 11), was nicht mit diesen Studienergebnissen übereinstimmt. Die Differenz zwischen Studienergebnis und erfahrungsgemäßen Beobachtungen könnte an der geringen Teilnehmerzahl und/oder an der Hinzunahme der Kombinationen von Dysfunktionen liegen.

Die Kombination Extensions-Rotation- und Flexions-Dysfunktion konnte als dritt häufigste Dysfunktion bei neun Probanden/Probandinnen identifiziert werden, was eine multidirektionale Dysfunktion in drei Richtungen zeigt und impliziert, dass eine Verbesserung des motorischen Bewegungsmusters in Extension, Rotation und Flexion erfolgen könnte. Sahrmann (2010, S. 59) beschreibt diese multidirektionale Kombination ebenfalls.

Die Flexions-Rotations-Dysfunktion und die Kombinationen Extension- und Flexions-Rotations-Dysfunktion sowie die Kombination Extensions-Rotations- und Flexions-Rotations-Dysfunktion wurden nicht identifiziert, woraus man ableiten könnte, dass diese Dysfunktionen nicht primär vorkommen. Eine Studie mit größerer Probandenpopulation könnte diese Dysfunktionsrichtungen identifizieren.

Es kann diskutiert werden, ob es sinnvoll ist, die Bewegungen in Dysfunktionskombinationen einzuteilen oder ob mit der ursprünglichen Einteilung nach Sahrmann (2010, S. 58) das gleiche Behandlungsergebnis erreicht wird. In Anlehnung an die dritt häufigste Dysfunktion sollte die Kombination der Extensions-Rotation- und Flexions-Dysfunktion auf alle Fälle für Diagnostik und Behandlung mitberücksichtigt werden, damit das Wiederherstellen der Funktion der Flexoren, Extensoren und Rotatoren ermöglicht werden kann.

Die Interpretation der richtungsspezifischen Dysfunktion muss in dieser Studie mit einer Einschränkung betrachtet werden, da nicht die Therapeuten die Einteilung der entstandenen Kombinationen vornahmen, sondern sich diese aus den angekreuzten ursprünglichen Dysfunktionsrichtungen indirekt ableiteten und von der Studienleiterin statistisch ausgewertet wurden.

Um eine Bewegungs- und Kontrolldysfunktion in richtungsspezifische Subgruppen einzuteilen sind nicht nur die Bewegungsqualität, sondern auch individuelle Haltungsabweichungen sowie auftretende Symptome während der Testdurchführung von Bedeutung (Sahrmann, 2010, S. 51). Informationen aus der Anamnese über die symptomauslösende oder – lindernde Tätigkeit, Entstehungsmechanismus, berufliche Tätigkeit und Freizeitaktivitäten sollten in die subgruppenspezifische Entscheidung einbezogen werden, um die Hypothese mit mehreren Hinweisen bestätigen zu können. Ebenfalls sollte durch eine Korrektur der motorischen Dysfunktion in Verbindung mit Symptomen eine Beschwerdebesserung erreicht werden (Sahrmann, 2010, S. 58). Alle Denkvorgänge und Entscheidungsfindungen anhand von klinischen Zeichen und Hinweisen im Rahmen eines Clinical Reasoning Prozesses tragen zu einer physiotherapeutischen Arbeitsdiagnose bei (Jones, 1995).

Es stellt sich die Frage, ob die untersuchten sieben Testbewegungen ausreichen, um eine richtungsspezifische Einteilung vornehmen zu können oder ob weitere richtungsspezifische Test bzw. Hinweise benötigt werden um eine physiotherapeutische Arbeitsdiagnose stellen zu können.

5.5 Beurteilung der Evidenz

Ein Hauptproblem für die Einteilung in die Evidenzklasse 4 ist das Fehlen eines reliablen und validen Referenzstandard zur Identifikation von Bewegung- und Kontrolldysfunktionen. Ebenfalls gehören die wissenschaftlichen Untersuchungen auf diesem Gebiet bei Probanden/Probandinnen mit Nackenbeschwerden der jüngsten Forschung an, wodurch durch das Fehlen einer hohen Anzahl an Studien noch kein systematischer Review erstellt werden konnte (Aasa et al., 2014; Elsig et al., 2014; Patroncini et al., 2014; Segarra et al., 2015). Aufgrund des fehlenden Referenzstandards, mit dem die Testbatterie verglichen werden könnte, kann die Studie kein höheres Evidenzlevel erreichen. Dieses Ergebnis deckt sich mit den Studien, die in der Literaturrecherche identifiziert wurden (vgl. Kap. 2.3.3).

Die Beurteilung eines maladaptiven Bewegungsmusters mit aktiven Tests zählt zur qualitativen Diagnostik. In der Studie von Kristjansson und Oddsdottir (2010) wurden Bewegungsqualitäten anhand von Abweichungen wie Bewegungsgeschwindigkeit und –genauigkeit quantifiziert. Schöttker-Königer et al. (2016) verglichen die Beurteilung von Ausweichbewegungen und der Gleichmäßigkeit von zervikalen Bewegungen durch visuelle Observation und Ultraschalltopometrie und erreichten eine hohe Spezifität durch die visuelle Bewegungsbeobachtung bei Personen mit und ohne Nackenbeschwerden. Weitere Bestimmungen der Sensitivität und Spezifität erfolgte nicht, wofür Vergleiche der Bewegungstests mit elektronischen Systemen zur Bewegungsanalyse, funktionelle MRT oder Röntgen als Referenzstandard denkbar wären, um die subjektive Beobachtung in objektiven Daten darzustellen.

5.6 Limitationen der Studie und zukünftiger Forschungsaspekte

Ein hauptsächlicher Kritikpunkt ist das Fehlen von Probanden/Probandinnen ohne Bewegungs- und Kontrolldysfunktion. Um die Reliabilität und die Validität der gesamten Testbatterie beurteilen zu können, sollten in zukünftigen Studien TeilnehmerInnen als Kontrollgruppe mit einbezogen werden, die keine Bewegungs- und Kontrolldysfunktion aufweisen. Diese Personen sollten keinerlei Beschwerden zeigen, da in vorangegangen Studien Probanden/Probandinnen mit anderweitigen muskuloskelettalen Beschwerden genutzt wurden und es so zu keinen Unterschieden zwischen den Probandengruppe kam (Segarra et al., 2015). Hinzu kommt, dass die TeilnehmerInnen dieser Studie keine bis eine schwache Beeinträchtigung anhand des NDI und geringe Schmerzintensitäten mittels der VAS beschrieben und das eine richtungsspezifische Einteilung erschwert haben könnte. Eine hohe Schmerzintensität und funktionelle Einschränkung korreliert mit einer vergrößerten Veränderung der neuromuskulären Kontrolle (Falla et al., 2004a; Falla et al., 2011). Demnach wären Dysfunktionen bei höherer Schmerzintensität und funktioneller Beeinträchtigung besser zu erkennen, was in zukünftigen Studien berücksichtigt werden könnte.

Weiterhin ist bei der Beurteilung des Vorliegens einer Dysfunktion die Differenzierung zwischen Bewegungsdysfunktion und Kontrolldysfunktion ein wichtiges Kriterium, was die Beurteilung in dieser Arbeit negativ beeinflusst haben kann und worauf in weiteren Studien geachtete werden muss.

Die Beurteiler dieser Studie wiesen ein ganzheitliches Verständnis über fachliche Zusammenhänge auf, konnten auf vorangegangene Erfahrungen zurückgreifen und Vergleichsmöglichkeiten in der Beurteilung der

Bewegungsqualität waren durch die Berufserfahrungen gegeben (siehe Kap. 3.4). In weiteren Studien sollte überprüft werden, ob die Testbatterie auch für Therapeuten mit weniger Berufserfahrung reliabel ist. Ebenfalls sollte in weiteren Studien die Intratester-Reliabilität dieser Testbatterie sowie die Konstrukt- und Kriteriumsvalidität anhand eines Referenzstandards überprüft werden.

In der Literatur wird die diagnostische Einteilung in Subgruppen kontrovers diskutiert, da sich trotz spezifischer Einteilung keine deutlich besseren Resultate bzw. vor allem nur Kurzzeiteffekte ergaben. Mögliche Ursachen könnten statistische Probleme mit Ergebnisverzerrungen, die Heterogenität der Patientenpolputation oder die multidimensionalen Ursachen von unspezifischen Rückenbeschwerden sein (Cook et al., 2004; Herbert, 2007; Klein, 2005). Auch wurden wesentliche Einflussfaktoren nicht berücksichtigt, was die ungenügenden Ergebnisse erklären könnte.

Eine Reduzierung eines komplexen Problems auf eine biomechanisch bezogene Subgruppe mit Vernachlässigung weiterer problembezogene Faktoren erziele natürlich geringere Effekte und keine deutliche Verbesserung durch eine spezifische Behandlungsintervention. Vor allem die Einflüsse durch zentrale Präsentationen und psychologische Faktoren spielen bei länger bestehen Schmerzprozessen eine wesentliche Rolle und der Einfluss auf maladaptive Bewegungsmuster darf nicht unterschätzt werden (Wand und O'Connell, 2008).

5.7 Implikationen für ein Untersuchungs- und Behandlungsmanagement

Wird eine Bewegungs- und Kontrolldysfunktion erkannt und eine Einteilung in eine richtungsspezifische Untergruppe im Rahmen eines diagnostischen Prozesses während einer physiotherapeutischen Sitzung vorgenommen, sollte die erkannte Abweichung der Bewegungsqualität an die Norm angepasst werden. Ziel stellt eine Verringerung des Stress-Levels auf spezifische, schmerzauslösende Strukturen dar, um Stressfaktoren und negative mechanische und nozizeptive Stimuli zu reduzieren, afferente Inputs und supraspinale Prozesse zu reorganisieren und ein physiologisches und biomechanisch optimales Alignement über motorische Lernprozesse herzustellen und eine Schmerzinhibierung einzuleiten (Zusman, 2013).

Eine Veränderung der Bewegungsregulation und eine Optimierung motorischer Bewegungsmuster kann über das motorische Lernen mittels vielen richtungsspezifischen Wiederholungen mit Informationsaufnahme durch Sensoren und Verarbeitungs- und Rückkopplungsprozessen trainieren werden. Das sensomotorische Lernen sollte zielgerichtet erfolgen und mit einem Referenzwert des Ist-Zustandes verglichen werden. Der/die PatientIn benötigt die Wahrnehmung über Körperhaltungen und Positionen im Raum sowie die zeitliche Wahrnehmung der einzelnen Bewegungsvorgänge (Laube, 2009, S. 103).

Saner et al. (2016) verglichen den Effekt eines richtungsspezifischen Trainings der motorischen Kontrolle und eines globalen Trainings bei Probanden mit unspezifischen unteren Rückenschmerzen und mindestens zwei auffälligen Bewegungskontrolltests und fanden einen signifikanten Unterschied der beiden Gruppen bei der Bewertung des „Roland-Morris Disability Questionnaire", jedoch keinen signifikanten Unterschied auf der „Patient-Specific Functional Scale". Eine mögliche Erklärung für das nicht signifikante Ergebnis wäre der Zeitraum von 12 Wochen mit 9 - 18 Sitzungen, der zu wenig Inputs enthalten könnte um Bewegungsmuster kurzfristig und vor allem auch langfristig in jeder alltagsspezifischen Situation umzuprogrammieren.

Die motorische Kontrolle stellt nur ein Teilaspekt des gesamten sensomotorischen Systems mit Bewegungssteuerung und -ausführung dar (Laube, 2009, S. 165). Die Autorin postuliert, dass die Einbeziehung von Dysfunktionen aller Teilgebiete des Systems in einer therapeutischen Situation von Bedeutung sein könnte, um positive Veränderungen im Vergleich zu unspezifischen Übungen zu erreichen. So könnte eine Einbeziehung nicht nur der richtungsspezifischen muskulären Kontrolle mit intra- und intermuskulären Koordination, Kraft und Ausdauer, sondern auch propriozeptive Fähigkeiten, Augen-Kopf-HWS-Kontrolle, kognitive Einflüssen sowie Aufklärung des Patienten über Entstehung und Beseitigung von Dysfunktionen eine Rolle spielen.

Für eine adäquate Aussage über die Diagnose von Bewegungs- und Kontrolldysfunktionen sollten quantitative und qualitative Zeichen zu einer Entscheidungsfindung und Wahl der Intervention beitragen. Faktoren wie Alter, Geschlecht, Ausgangsposition, Haltung, Schnelligkeit der Bewegung sowie Schmerzangaben müssen in die Beurteilung miteinbezogen werden (Bonnechère et al., 2014; Machino et al., 2016; Simpson et al., 2008). Natürlich trägt nicht nur die Untersuchung einer Bewegungs- und Kontrollfunktion mittels aktiver Test zur physiotherapeutischen Arbeitsdiagnose bei, sondern weitere Hinweise aus Anamnese wie auslösende

Faktoren, Informationen aus der Geschichte und weitere klinische Zeichen runden die endgültige Diagnosestellung ab (Niere und Torney,
2004).

6 Fazit

Ziel dieser Arbeit war das Erstellen und Überprüfen der Intertester-Reliabilität einer Testbatterie mit sieben aktiven Bewegungstest zur Identifikation von zervikalen Bewegungs- und Kontrolldysfunktionen bei Patienten/Patientinnen mit Nackenbeschwerden

Nach ausführlicher Darstellung von theoretischen Erklärungsmodellen zu dem Thema maladaptiven Bewegungsmustern und anhand einer systematischen Literaturrecherche zur Diagnostik von Bewegungs- und Kontrolldysfunktionen wurde deutlich, dass das Thema der jüngsten Forschung angehört und es wenig wissenschaftliche Evidenz zur Diagnostik von Bewegungs- und Kontrolldysfunktionen gibt. In Anlehnung an den theoretischen Hintergrund wurde das Studiendesign entwickelt und eine prospektiven, doppel-blindierte, monozentrische Querschnittstudie durchgeführt. Zwei Beurteiler bewerteten die Testbewegungen bei 30 Probanden/Probandinnen mit Nackenbeschwerden durch visuelle Beobachtungen.

Alle Testbewegungen erreichten signifikante Kappa-Werte, wodurch die Intertester-Reliabilität der Testbewegungen gewährleistet ist. Ebenfalls konnte eine Einteilung einer vorhandenen Bewegungs- und Kontrolldysfunktion in richtungsspezifische Subgruppen durch die Beurteilung der Testbewegung reliabel vorgenommen werden. Die Testbewegungen wurden anhand genauer Beschreibungen der Instruktionen, Ausführungen und Bewertungen detailliert erläutert, um die Umsetzung in den Praxisalltag zu erleichtern und weitere Studien anhand dieser Kriterien einheitlicher zu gestalten und Ergebnisse vergleichbar zu machen. Ebenfalls ist durch die Aufnahme einer begrenzten Testanzahl in die Testbatterie eine Durchführung mit geringem zeitlichen Aufwand und die klinische Umsetzung ohne kostspielige Messgeräte möglich.

Die Frage, ob mit der gesamten Testbatterie eine Bewegungs- und Kontrolldysfunktion erkannt werden kann, konnte nicht abschließend beantwortet werden, da Probanden fehlten, die keine Dysfunktion aufwiesen.

Weiterer Forschungsbedarf zur Überprüfung der Intertester- und Intratester-Reliabilität mit einer größeren Probandenpopulation mit symptomatischen und asymptomatischen Probanden/Probandinnen im Rahmen von Multi-Center-Studien, Untersuchung der Validität und der Effektivität der

Einteilung von Bewegungs- und Kontrolldysfunktionen in richtungsspezifischen Untergruppen anhand eines spezifischen Behandlungsmanagement wird impliziert.

Neben der Beurteilung der motorischen Qualität sollten Bewegungsquantitäten auf struktureller und funktioneller Ebene sowie kognitive Prozesse, psychologische Faktoren und soziale Einflüsse mit in einen physiotherapeutischen Untersuchung- und Behandlungsprozess auf bio-psychosozialer Ebene mit einbezogen werden.

Literaturverzeichnis

Aasa, B., Lundström, L., Papacosta, D., Sandlund, J. und Aasa, U. (2014), "Do we see the same movement impairments? The inter-rater reliability of movement tests for experienced and novice physiotherapists", *European Journal of Physiotherapy*, pp. 173–182.

Andersson, H.I., Ejlertsson, G., Leden, I. und Rosenberg, C. (1993), "Chronic pain in a geographically defined general population: studies of differences in age, gender, social class, and pain localization", The Clinical Journal of Pain, Vol. 9 No. 3, pp. 174–182.

Batterham, A.M. und George, K.P. (2000), "Reliability in evidence-based clinical practice: a primer for allied health professionals", *Physical Therapy in Sport*, Vol. 1 No. 2, pp. 54–62.

Bonnechère, B., Salvia, P., Dugailly, P.-M., Maroye, L., Van Geyt, B. und Feipel, V. (2014), "Influence of movement speed on cervical range of motion", *European Spine Journal: Official Publication of the European Spine Society, the European Spinal Deformity Society, and the European Section of the Cervical Spine Research Society*, Vol. 23 No. 8, pp. 1688–1693.

Boudreau, S.A. und Falla, D. (2014), "Chronic neck pain alters muscle activation patterns to sudden movements", Experimental Brain Research, Vol. 232 No. 6, pp. 2011–2020.

Breig, A. (1978), *Adverse Mechanical Tension in the Central Nervous System: An Analysis of Cause and Effect: Relief by Functional Neurosurgery*, Almqvist & Wiksell International; Wiley, Stockholm: New York.

Carlsson, H. und Rasmussen-Barr, E. (2013), "Clinical screening tests for assessing movement control in non-specific low-back pain. A systematic review of intra- and inter-observer reliability studies", *Manual Therapy*, Vol. 18 No. 2, pp. 103–110.

Chen, J., Solinger, A.B., Poncet, J.F. und Lantz, C.A. (1999), "Meta-Analysis of Normative Cervical Motion", *Spine*, Vol. 24 No. 15, p. 1571-1578.

Childs, J.D., Fritz, J.M., Piva, S.R. und Whitman, J.M. (2004), "Proposal of a classification system for patients with neck pain", *The Journal of Orthopaedic and Sports Physical Therapy*, Vol. 34 No. 11, pp. 686-700.

Childs, J.D., Cleland, J.A., Elliott, J.M., Teyhen, D.S., Wainner, R.S., Whitman, J.M., Sopky, B.J., et al. (2008), "Neck Pain: Clinical Practice Guidelines Linked to the International Classification of Functioning, Disability, and Health from the Orthopaedic Section of the American Physical Therapy As-

© Springer Fachmedien Wiesbaden GmbH, ein Teil von Springer Nature 2018
N. Büttner, *Zervikale Bewegungs- und Kontrolldysfunktionen*,
Best of Therapie, https://doi.org/10.1007/978-3-658-20856-1

sociation", *Journal of Orthopaedic & Sports Physical Therapy*, Vol. 38 No. 9, pp. A1–A34.

Chung, E.J., Hur, Y.G. und Lee, B.H. (2013), "A study of the relationship among fear-avoidance beliefs, pain and disability index in patients with low back pain", *Journal of Exercise Rehabilitation*, Vol. 9 No. 6, pp. 532–535.

Clair, D.A., Edmondston, S.J. und Allison, G.T. (2006), "Physical Therapy Treatment Dose for Nontraumatic Neck Pain: A Comparison Between 2 Patient Groups", *Journal of Orthopaedic & Sports Physical Therapy*, Vol. 36 No. 11, pp. 867–875.

Cleland, J.A., Childs, J.D., Fritz, J.M. und Whitman, J.M. (2006), "Interrater reliability of the history and physical examination in patients with mechanical neck pain", *Archives of Physical Medicine and Rehabilitation*, Vol. 87 No. 10, pp. 1388–1395.

Comerford, M. und Mottram, S. (2012), *Kinetic Control: The Management of Uncontrolled Movement*, Elsevier Churchill Livingstone, Edinburgh; New York.

Cook, D.I., Gebski, V.J. und Keech, A.C. (2004), "Subgroup analysis in clinical trials", *The Medical Journal of Australia*, Vol. 180 No. 6, pp. 289–291.

Côté, P., Cassidy, J.D. und Carroll, L. (2000a), "Is a lifetime history of neck injury in a traffic collision associated with prevalent neck pain, headache and depressive symptomatology?", Accident; Analysis and Prevention, Vol. 32 No. 2, pp. 151–159.

Côté, P., Cassidy, J.D. und Carroll, L. (2000b), "The factors associated with neck pain and its related disability in the Saskatchewan population", Spine, Vol. 25 No. 9, pp. 1109–1117.

Côté, P., Cassidy, J.D., Carroll, L.J. und Kristman, V. (2004), "The annual incidence and course of neck pain in the general population: a population-based cohort study", Pain, Vol. 112 No. 3, pp. 267–273.

Cramer, H., Lauche, R., Langhorst, J., Dobos, G.J. und Michalsen, A. (2014), "Validation of the German version of the Neck Disability Index (NDI)", *BMC Musculoskeletal Disorders*, Vol. 15 No. 1, Zugriff unter: https://doi.org/10. 1186/1471-2474-15-91, [24.09.2016]

Croft, P.R., Lewis, M., Papageorgiou, A.C., Thomas, E., Jayson, M.I., Macfarlane, G.J. und Silman, A.J. (2001), "Risk factors for neck pain: a longitudinal study in the general population", Pain, Vol. 93 No. 3, pp. 317–325.

Crombez, G., Vlaeyen, J.W., Heuts, P.H. und Lysens, R. (1999), "Pain-related fear is more disabling than pain itself: evidence on the role of pain-related fear in chronic back pain disability", *Pain*, Vol. 80 No. 1–2, pp. 329–339.

Curatolo, M., Petersen-Felix, S., Arendt-Nielsen, L., Giani, C., Zbinden, A.M. und Radanov, B.P. (2001), "Central hypersensitivity in chronic pain after whiplash injury", The Clinical Journal of Pain, Vol. 17 No. 4, pp. 306–315.

Deinzer, R. (2007), Allgemeine Grundlagen wissenschaftlichen Arbeitens in der Medizin: ein Leitfaden für die empirische Promotion und Habilitation, 1. Aufl., Kohlhammer, Stuttgart.

Denteneer, L., Stassijns, G., De Hertogh, W., Truijen, S. und Van Daele, U. (2016), "Inter- and Intrarater Reliability of Clinical Tests Associated with Functional Lumbar Segmental Instability and Motor Control Impairment in Patients With Low Back Pain: A Systematic Review", Archives of Physical Medicine and Rehabilitation, No. 98, pp. 151–164.

Dobner, H.-J. and Perry, G. (2001), Biomechanik für Physiotherapeuten, Hippokrates-Verl, Stuttgart.

Dunleavy, K. und Goldberg, A. (2013), "Comparison of cervical range of motion in two seated postural conditions in adults 50 or older with cervical pain", The Journal of Manual & Manipulative Therapy, Vol. 21 No. 1, pp. 33–39.

Dvir, Z., Gal-Eshel, N., Shamir, B., Prushansky, T., Pevzner, E. und Peretz, C. (2006), "Cervical motion in patients with chronic disorders of the cervical spine: a reproducibility study", Spine, Vol. 31 No. 13, pp. 394-399.

Elsig, S., Luomajoki, H., Sattelmayer, M., Taeymans, J., Tal-Akabi, A. und Hilfiker, R. (2014), "Sensorimotor tests, such as movement control and laterality judgment accuracy, in persons with recurrent neck pain and controls. A case-control study", Manual Therapy, Vol. 19 No. 6, pp. 555–561.

Enoch, F., Kjaer, P., Elkjaer, A., Remvig, L. und Juul-Kristensen, B. (2011), "Interexaminer reproducibility of tests for lumbar motor control", BMC Musculoskeletal Disorders, Vol. 12 No. 1, Zugriff unter: https://doi.org/10.1186/1471-2474-12-114, [12.02.2016].

Fairbank, J.C. und Pynsent, P.B. (2000), "The Oswestry Disability Index", Spine, Vol. 25 No. 22, pp. 2940–2952.

Falla, D., Bilenkij, G. und Jull, G. (2004a), "Patients with chronic neck pain demonstrate altered patterns of muscle activation during performance of a functional upper limb task", Spine, Vol. 29 No. 13, pp. 1436–1440.

Falla, D., Jull, G. und Hodges, P.W. (2004b), "Feedforward activity of the cervical flexor muscles during voluntary arm movements is delayed in chronic neck pain", Experimental Brain Research, Vol. 157 No. 1, pp. 43–48.

Falla, D., Rainoldi, A., Merletti, R. und Jull, G. (2004c), "Spatio-temporal evaluation of neck muscle activation during postural perturbations in healthy subjects", Journal of Electromyography and Kinesiology: Official Journal of the

International Society of Electrophysiological Kinesiology, Vol. 14 No. 4, pp. 463–474.

Falla, D., O'Leary, S., Farina, D. und Jull, G. (2011), "Association between intensity of pain and impairment in onset and activation of the deep cervical flexors in patients with persistent neck pain", *The Clinical Journal of Pain*, Vol. 27 No. 4, pp. 309–314.

Fletcher, J.P. und Bandy, W.D. (2008), "Intrarater reliability of CROM measurement of cervical spine active range of motion in persons with and without neck pain", *The Journal of Orthopaedic and Sports Physical Therapy*, Vol. 38 No. 10, pp. 640–645.

Flor, H., Braun, C., Elbert, T. und Birbaumer, N. (1997), "Extensive reorganization of primary somatosensory cortex in chronic back pain patients", *Neuroscience Letters*, Vol. 224 No. 1, pp. 5–8.

Fejer, R., Kyvik, K.O. and Hartvigsen, J. (2006), "The prevalence of neck pain in the world population: a systematic critical review of the literature", *European Spine Journal*, Vol. 15 No. 6, pp. 834–848.

Fritz, J.M., George, S.Z. und Delitto, A. (2001), "The role of fear-avoidance beliefs in acute low back pain: relationships with current and future disability and work status", *Pain*, Vol. 94 No. 1, pp. 7–15.

Fritz, J.M. und Brennan, G.P. (2007), "Preliminary Examination of a Proposed Treatment-Based Classification System for Patients Receiving Physical Therapy Interventions for Neck Pain", *Physical Therapy*, Vol. 87 No. 5, pp. 513–524.

Fryer, G., Morris, T. und Gibbons, P. (2004), "Paraspinal muscles and intervertebral dysfunction: part two", Journal of Manipulative and Physiological Therapeutics, Vol. 27 No. 5, pp. 348–357.

Gridley, L. und van den Dolder, P.A. (2001), "The percentage improvement in Pain Scale as a measure of physiotherapy treatment effects", *The Australian Journal of Physiotherapy*, Vol. 47 No. 2, pp. 133–138.

Hall, T.M. und Elvey, R.L. (1999), "Nerve trunk pain: physical diagnosis and treatment", Manual Therapy, Vol. 4 No. 2, pp. 63–73.

Harris-Hayes, M. und Van Dillen, L.R. (2009), "The Inter-Tester Reliability of Physical Therapists Classifying Low Back Pain Problems Based on the Movement System Impairment Classification System", *PM&R*, Vol. 1 No. 2, pp. 117–126.

Heintz, M.M. und Hegedus, E.J. (2008), "Multimodal management of mechanical neck pain using a treatment based classification system", *The Journal of Manual & Manipulative Therapy*, Vol. 16 No. 4, pp. 217–224.

Herbert, R. (2007), "Dealing with heterogeneity in clinical trials", *Manual Therapy*, Vol. 12 No. 1, pp. 1–2.

Hidalgo, B., Gilliaux, M., Poncin, W. und Detrembleur, C. (2012), "Reliability and validity of a kinematic spine model during active trunk movement in healthy subjects and patients with chronic non-specific low back pain", *Journal of Rehabilitation Medicine*, Vol. 44 No. 9, pp. 756–763.

Hodges, P.W. und Moseley, G.L. (2003), "Pain and motor control of the lumbopelvic region: effect and possible mechanisms", Journal of Electromyography and Kinesiology: Official Journal of the International Society of Electrophysiological Kinesiology, Vol. 13 No. 4, pp. 361–370.

Holmes, A., Wang, C., Han, Z.H. und Dang, G.T. (1994), "The range and nature of flexion-extension motion in the cervical spine", *Spine*, Vol. 19 No. 22, pp. 2505–2510.

Horre, T. (2008), "Einfluss von Gelenkdysfunktionen auf die Muskelfunktion", manuelletherapie, Vol. 12 No. 2, pp. 60–71.

Hoy, D., March, L., Woolf, A., Blyth, F., Brooks, P., Smith, E., Vos, T., et al. (2014), "The global burden of neck pain: estimates from the global burden of disease 2010 study", Annals of the Rheumatic Diseases, Vol. 73 No. 7, pp. 1309–1315.

Jones, M. (1995), "Clinical reasoning and pain", *Manual Therapy*, Vol. 1 No. 1, pp. 17–24.

Jørgensen, R., Ris, I., Falla, D. und Juul-Kristensen, B. (2014), "Reliability, construct and discriminative validity of clinical testing in subjects with and without chronic neck pain", *BMC Musculoskeletal Disorders*, Vol. 15, pp. 408-422.

Juul, T., Langberg, H., Enoch, F. und Søgaard, K. (2013), "The intra- and interrater reliability of five clinical muscle performance tests in patients with and without neck pain", *BMC Musculoskeletal Disorders*, Vol. 14 No. 1, pp. 339-353.

Kapandji, I.A. (2006), *Funktionelle Anatomie der Gelenke: schematisierte und kommentierte Zeichnungen zur menschlichen Biomechanik*, 4., unveränd. Aufl.; einbd. Ausg., Vol. 3: Rumpf und Wirbelsäule, Thieme, Stuttgart.

Kettler, A., Hartwig, E., Schultheiss, M., Claes, L. und Wilke, H.-J. (2002), "Mechanically simulated muscle forces strongly stabilize intact and injured upper cervical spine specimens", Journal of Biomechanics, Vol. 35 No. 3, pp. 339–346.

Klein, J.G. (2005), "Five pitfalls in decisions about diagnosis and prescribing", *BMJ (Clinical Research Ed.)*, Vol. 330 No. 7494, pp. 781–783.

Klemme, B. und Siegmann, G. (2006), *Clinical Reasoning: therapeutische Denk-prozesse lernen; [Problemdefinition, Hypothesenbildung, Entscheidungsfin-dung, Evaluation]*, Thieme, Stuttgart.

Klemme, B., Geuter, G. und Willimczik, K. (2007), "Physiotherapie - über eine Akademisierung zur Profession", *physioscience*, Vol. 3 No. 2, pp. 80–87.

Klenerman, L., Slade, P.D., Stanley, I.M., Pennie, B., Reilly, J.P., Atchison, L.E., Troup, J.D., et al. (1995), "The prediction of chronicity in patients with an acute attack of low back pain in a general practice setting", *Spine*, Vol. 20 No. 4, pp. 478–484.

Koch, G.G., Landis, J.R., Freeman, J.L., Freeman, D.H. und Lehnen, R.C. (1977), "A general methodology for the analysis of experiments with repeated measurement of categorical data", *Biometrics*, Vol. 33 No. 1, pp. 133–158.

Kristjansson, E. und Oddsdottir, G.L. (2010), "'The Fly': a new clinical assessment and treatment method for deficits of movement control in the cervical spine: reliability and validity", *Spine*, Vol. 35 No. 23, pp. 1298-1305.

Landis, J.R. und Koch, G.G. (1977), "The Measurement of Observer Agreement for Categorical Data", *Biometrics*, Vol. 33 No. 1, pp. 159-174.

Laube, W. (Eds.). (2009), *Sensomotorisches System: physiologisches Detailwis-sen für Physiotherapeuten*, 1. Aufl., Thieme, Stuttgart.

Luomajoki, H., Kool, J., de Bruin, E.D. und Airaksinen, O. (2007), "Reliability of movement control tests in the lumbar spine", *BMC Musculoskeletal Disor-ders*, Vol. 8 No. 1, Zugriff unter: https://doi.org/10.1186/1471-2474-8-90, [17.02.2015].

Luomajoki, H., Kool, J., de Bruin, E.D. und Airaksinen, O. (2008), "Movement control tests of the low back; evaluation of the difference between patients with low back pain and healthy controls", *BMC Musculoskeletal Disorders*, Vol. 9 No. 1, Zugriff unter: https://doi.org/10.1186/1471-2474-9-170, [17.02.2015].

MacDermid, J.C., Walton, D.M., Avery, S., Blanchard, A., Etruw, E., McAlpine, C. und Goldsmith, C.H. (2009), "Measurement Properties of the Neck Disability Index: A Systematic Review", *Journal of Orthopaedic & Sports Physical Therapy*, Vol. 39 No. 5, pp. 400-412.

Machino, M., Yukawa, Y., Imagama, S., Ito, K., Katayama, Y., Matsumoto, T., Inoue, T., et al. (2016), "Age-Related and Degenerative Changes in the Os-seous Anatomy, Alignment, and Range of Motion of the Cervical Spine: A Comparative Study of Radiographic Data From 1016 Patients with Cervical Spondylotic Myelopathy and 1230 Asymptomatic Subjects", *Spine*, Vol. 41 No. 6, pp. 476–482.

McCarthy, M.J.H., Grevitt, M.P., Silcocks, P. und Hobbs, G. (2007), "The reliability of the Vernon and Mior neck disability index, and its validity compared with the short form-36 health survey questionnaire", European Spine Journal, Vol. 16 No. 12, pp. 2111–2117.

McGill, S.M. (1997), "The biomechanics of low back injury: implications on current practice in industry and the clinic", Journal of Biomechanics, Vol. 30 No. 5, pp. 465–475.

McLean, L. (2005), "The effect of postural correction on muscle activation amplitudes recorded from the cervicobrachial region", Journal of Electromyography and Kinesiology, Vol. 15 No. 6, pp. 527–535.

Merskey, H. und Bogduk, N. (1994), Classification of Chronic Pain, Descriptions of Chronic Pain Syndromes and Definitions of Pain Terms, 2nd ed., IASP Press, Seattle, Zugriff unter: http://www.iasp-pain.org/files/Content/Content Folders/Publications2/FreeBooks/Classification-of-Chronic-Pain.pdf, [10.11.2016].

Mueller, M.J. und Maluf, K.S. (2002), "Tissue adaptation to physical stress: a proposed 'Physical Stress Theory' to guide physical therapist practice, education, and research", Physical Therapy, Vol. 82 No. 4, pp. 383–403.

Niere, K.R. und Torney, S.K. (2004), "Clinicians' perceptions of minor cervical instability", Manual Therapy, Vol. 9 No. 3, pp. 144–150.

O'Leary, S.P., Vicenzino, B.T. und Jull, G.A. (2005), "A new method of isometric dynamometry for the craniocervical flexor muscles", Physical Therapy, Vol. 85 No. 6, pp. 556–564.

O'Leary, S., Falla, D., Elliott, J.M. und Jull, G. (2009), "Muscle Dysfunction in Cervical Spine Pain: Implications for Assessment and Management", Journal of Orthopaedic & Sports Physical Therapy, Vol. 39 No. 5, pp. 324–333.

Ordway, N.R., Seymour, R.J., Donelson, R.G., Hojnowski, L.S. und Edwards, W.T. (1999), "Cervical Flexion, Extension, Protrusion, and Retraction: A Radiographic Segmental Analysis", Spine, Vol. 24 No. 3, pp. 240–247.

O'Sullivan, P. (2005), "Diagnosis and classification of chronic low back pain disorders: maladaptive movement and motor control impairments as underlying mechanism", Manual Therapy, Vol. 10 No. 4, pp. 242–255.

Panjabi, M.M. (1992), "The stabilizing system of the spine. Part I. Function, dysfunction, adaptation, and enhancement", Journal of Spinal Disorders, Vol. 5 No. 4, pp. 383–389.

Panjabi, M.M., Lydon, C., Vasavada, A., Grob, D., Crisco, J.J. und Dvorak, J. (1994), "On the understanding of clinical instability", Spine, Vol. 19 No. 23, pp. 2642–2650.

Patroncini, M., Hannig, S., Meichtry, A. und Luomajoki, H. (2014), "Reliability of movement control tests on the cervical spine", *BMC Musculoskeletal Disorders*, Vol. 15 No. 1, Zugriff unter: https://doi.org/10.1186/1471-2474-15-402, [04.04.2015].

Phillips, B., Ball, C., Sackett, D., Badenoch, D., Straus, S., Haynes, B., Dawes, M. und Howick, J. (2009), "CEBM Levels of Evidence", www.cebm.net [24.11.2016]

Placzek, J.D., Pagett, B.T., Roubal, P.J., Jones, B.A., McMichael, H.G., Rozanski, E.A. und Gianotto, K.L. (1999), "The Influence of the Cervical Spine on Chronic Headache in Women: A Pilot Study", *Journal of Manual & Manipulative Therapy*, Vol. 7 No. 1, pp. 33–39.

Pope, M.H. und Panjabi, M. (1985), "Biomechanical definitions of spinal instability", *Spine*, Vol. 10 No. 3, pp. 255–256.

Porterfield, J.A. und DeRosa, C. (1995), *Mechanical Neck Pain: Perspectives in Functional Anatomy*, Saunders, Philadelphia.

Rack, P.M.H. und Westbury, D.R. (1974), "The short range stiffness of active mammalian muscle and its effect on mechanical properties", *The Journal of Physiology*, Vol. 240 No. 2, pp. 331–350.

Rezai, M., Côté, P., Cassidy, J.D. und Carroll, L. (2009), "The association between prevalent neck pain and health-related quality of life: a cross-sectional analysis", European Spine Journal, Vol. 18 No. 3, pp. 371–381.

Rice, D.A. und McNair, P.J. (2010), "Quadriceps arthrogenic muscle inhibition: neural mechanisms and treatment perspectives", Seminars in Arthritis and Rheumatism, Vol. 40 No. 3, pp. 250–266.

Sackett, D.L. (2001), *Evidence-based medicine: how to practice and teach EBM*, 2. Aufl., Churchill Livingstone, Edinburgh.

Sahrmann, S. (2002), *Diagnosis and Treatment of Movement Impairment Syndromes*, Mosby, St. Louis, Missouri.

Sahrmann, S. (2010), *Movement Impairment Syndromes of the Extremities, Cervical and Thoracic Spine and Soft Tissues*, Elsevier Mosby, St. Louis, Missouri.

Saner, J., Sieben, J.M., Kool, J., Luomajoki, H., Bastiaenen, C.H.G. und de Bie, R.A. (2016), "A tailored exercise program versus general exercise for a subgroup of patients with low back pain and movement control impairment: Short-term results of a randomised controlled trial", *Journal of Bodywork and Movement Therapies*, Vol. 20 No. 1, pp. 189–202.

Schomacher, J. (2008), "Gütekriterien der visuellen Analogskala zur Schmerzbewertung", *physioscience*, Vol. 4 No. 3, pp. 125–133.

Schomacher, J., Dideriksen, J.L., Farina, D. und Falla, D. (2012), "Recruitment of motor units in two fascicles of the semispinalis cervicis muscle", *Journal of Neurophysiology*, Vol. 107 No. 11, pp. 3078–3085.

Schöttker-Königer, T., Bokelmann, F., Brüchmann, G., Euler, T., Hopf, F., Koch, C., Massing, M., et al. (2016), "Validität der visuellen Bewegungsbeobachtung der HWS bei Probanden mit und ohne Nackenschmerzen", *manuelletherapie*, Vol. 20 No. 4, pp. 190–195.

Schreiber, T., Bak, P., Müller, W., Ziegenthaler, H. und Smolenski, U. (1999), "Funktionelles Assessment am Bewegungssystem", *Physikalische Medizin, Rehabilitationsmedizin, Kurortmedizin*, Vol. 9 No. 4, pp. 110–121.

Schünke, M., Schulte, E. und Schumacher, U. (2014), *Prometheus, Allgemeine Anatomie und Bewegungssystem*, 4., überarbeitete und erweiterte Auflage., Georg Thieme Verlag, Stuttgart New York.

Scott, D., Jull, G. und Sterling, M. (2005), "Widespread sensory hypersensitivity is a feature of chronic whiplash-associated disorder but not chronic idiopathic neck pain", The Clinical Journal of Pain, Vol. 21 No. 2, pp. 175–181.

Segarra, V., Dueñas, L., Torres, R., Falla, D., Jull, G. und Lluch, E. (2015), "Inter- and intra-tester reliability of a battery of cervical movement control dysfunction tests", *Manual Therapy*, Vol. 20 No. 4, pp. 570–579.

Severinsson, Y., Elisson, L. und Bunketorp, O. (2012), "Reliability of Measuring the Cervical Sagittal Translation Mobility with a Simple Method in a Clinical Setting", *Rehabilitation Research and Practice*, Vol. 2012, pp. 1–9.

Shahidi, B., Johnson, C.L., Curran-Everett, D. und Maluf, K.S. (2012), "Reliability and group differences in quantitative cervicothoracic measures among individuals with and without chronic neck pain", *BMC Musculoskeletal Disorders*, Vol. 13 No. 1, Zugriff unter: https://doi.org/10.1186/1471-2474-13-215, [02.04.2015].

Sheather-Reid, R.B. und Cohen, M.L. (1998), "Psychophysical evidence for a neuropathic component of chronic neck pain", Pain, Vol. 75 No. 2–3, pp. 341–347.

Silverman, J.L., Rodriquez, A.A. und Agre, J.C. (1991), "Quantitative cervical flexor strength in healthy subjects and in subjects with mechanical neck pain", *Archives of Physical Medicine and Rehabilitation*, Vol. 72 No. 9, pp. 679–681.

Sim, J. und Wright, C.C. (2005), "The kappa statistic in reliability studies: use, interpretation, and sample size requirements", *Physical Therapy*, Vol. 85 No. 3, pp. 257–268.

Simpson, A.K., Biswas, D., Emerson, J.W., Lawrence, B.D. und Grauer, J.N. (2008), "Quantifying the effects of age, gender, degeneration, and adjacent level degeneration on cervical spine range of motion using multivariate analyses", *Spine*, Vol. 33 No. 2, pp. 183–186.

Sjölander, P., Michaelson, P., Jaric, S. und Djupsjöbacka, M. (2008), "Sensorimotor disturbances in chronic neck pain—Range of motion, peak velocity, smoothness of movement, and repositioning acuity", *Manual Therapy*, Vol. 13 No. 2, pp. 122–131.

Staerkle, R., Mannion, A., Elfering, A., Junge, A., Semmer, N., Jacobshagen, N., Grob, D., et al. (2004), "Longitudinal validation of the Fear-Avoidance Beliefs Questionnaire (FABQ) in a Swiss-German sample of low back pain patients", *European Spine Journal*, Vol. 13 No. 4, pp. 332-340.

Summers, S. (2001), "Evidence-based practice part 2: reliability and validity of selected acute pain instruments", *Journal of Perianesthesia Nursing: Official Journal of the American Society of PeriAnesthesia Nurses*, Vol. 16 No. 1, pp. 35–40.

Swanenburg, J., Humphreys, K., Langenfeld, A., Brunner, F. und Wirth, B. (2014), "Validity and reliability of a German version of the Neck Disability Index (NDI-G)", *Manual Therapy*, Vol. 19 No. 1, pp. 52–58.

Szeto, G.P.Y., Straker, L.M. und O'Sullivan, P.B. (2005), "A comparison of symptomatic and asymptomatic office workers performing monotonous keyboard work: neck and shoulder muscle recruitment patterns", *Manual Therapy*, Vol. 10 No. 4, pp. 270–280.

Tidstrand, J. und Horneij, E. (2009), "Inter-rater reliability of three standardized functional tests in patients with low back pain", *BMC Musculoskeletal Disorders*, Vol. 10 No. 1, Zugriff unter: https://doi.org/10.1186/1471-2474-10-58, [02.04.2015].

van den Berg, F. (Ed.). (2003), *Das Bindegewebe des Bewegungsapparates verstehen und beeinflussen*, 2., Aufl., Vol. 1, Thieme, Stuttgart.

van Dieën, J.H., Selen, L.P.J. und Cholewicki, J. (2003), "Trunk muscle activation in low-back pain patients, an analysis of the literature", *Journal of Electromyography and Kinesiology: Official Journal of the International Society of Electrophysiological Kinesiology*, Vol. 13 No. 4, pp. 333–351.

van Dillen, L.R., Sahrmann, S.A., Norton, B.J., Caldwell, C.A., Fleming, D.A., McDonnell, M.K. und Woolsey, N.B. (1998), "Reliability of physical examination items used for classification of patients with low back pain", *Physical Therapy*, Vol. 78 No. 9, pp. 979–988.

Vernon, H. und Mior, S. (1991), "The Neck Disability Index: a study of reliability and validity", *Journal of Manipulative and Physiological Therapeutics*, Vol. 14 No. 7, pp. 409–415.

Vernon, H.T., Aker, P., Aramenko, M., Battershill, D., Alepin, A. und Penner, T. (1992), "Evaluation of neck muscle strength with a modified sphygmomanometer dynamometer: reliability and validity", *Journal of Manipulative and Physiological Therapeutics*, Vol. 15 No. 6, pp. 343–349.

Vernon, H. (2008), "The Neck Disability Index: state-of-the-art, 1991-2008", *Journal of Manipulative and Physiological Therapeutics*, Vol. 31 No. 7, pp. 491–502.

Waddell, G., Newton, M., Henderson, I., Somerville, D. und Main, C.J. (1993), "A Fear-Avoidance Beliefs Questionnaire (FABQ) and the role of fear-avoidance beliefs in chronic low back pain and disability", *Pain*, Vol. 52 No. 2, pp. 157–168.

Walter, S.D., Eliasziw, M. und Donner, A. (1998), "Sample size and optimal designs for reliability studies", *Statistics in Medicine*, Vol. 17 No. 1, pp. 101–110.

Wand, B.M. und O'Connell, N.E. (2008), "Chronic non-specific low back pain – sub-groups or a single mechanism?", *BMC Musculoskeletal Disorders*, Vol. 9 No. 1, Zugriff unter: https://doi.org/10.1186/1471-2474-9-11, [12.11.2016].

Wang, W.T.J., Olson, S.L., Campbell, A.H., Hanten, W.P. und Gleeson, P.B. (2003), "Effectiveness of physical therapy for patients with neck pain: an individualized approach using a clinical decision-making algorithm", *American Journal of Physical Medicine & Rehabilitation*, Vol. 82 No. 3, pp. 203-221.

Westerhuis, P. und Wiesner, R. (Eds.). (2011), *Klinische Muster in der Manuellen Therapie: IMTA Kurshandbuch Level 2a und b*, Thieme, Stuttgart.

White, A.A. und Panjabi, M.M. (1978), *Clinical Biomechanics of the Spine*, Lippincott, Philadelphia.

Williamson, A. und Hoggart, B. (2005), "Pain: a review of three commonly used pain rating scales", *Journal of Clinical Nursing*, Vol. 14 No. 7, pp. 798–804.

Winkel, D., Vleeming, A. und Meijer, O. (Eds.). (2004), *Anatomie in vivo für den Bewegungsapparat*, 3. Aufl., Urban & Fischer, München.

Wu, S.K., Kuo, L.C., Lan, H.C.H., Tsai, S.W., Chen, C.L. and Su, F.C. (2007), "The quantitative measurements of the intervertebral angulation and translation during cervical flexion and extension", *European Spine Journal*, Vol. 16 No. 9, pp. 1435–1444.

Zhu, Q., Ouyang, J., Lu, W., Lu, H., Li, Z., Guo, X. und Zhong, S. (1999), "Traumatic instabilities of the cervical spine caused by high-speed axial compression in a human model. An in vitro biomechanical study", *Spine*, Vol. 24 No. 5, pp. 440–444.

Zusman, M. (2009), "Übersicht über Schmerzmechanismen: Implikationen für Diagnose und physiotherapeutische Behandlung „problematischer" Schmerzpatienten", *manuelletherapie*, Vol. 13 No. 4, pp. 167–172.

Zusman, M. (2013), "Belief reinforcement: one reason why costs for low back pain have not decreased", *Journal of Multidisciplinary Healthcare*, pp. 197-204.

Anhang

Anhang 1

A: Suchbergriffe in der Datenbank Medline (Quelle: eigene Darstellung)

Gruppe A	
Suchbegriff	**Ergebnis**
Neck Pain (MeSH)	4688
Cervical Vertebrae (MeSH)	30950
Neck (MeSH)	23235
Neck muscles (MeSH)	4910
cervical, ti/ab	423027
cervical spine, ti/ab	49016

Gruppe B	
Suchbegriff	**Ergebnis**
movement control impairment	3569
movement control dysfunction	25717
movement control tests	8690
motor control deficits	4948
sensorimotor control	5021
neuromuscular impairment	1610
joint position sense	3911
Diagnostic Tests, Routine (MeSH)	7342
clinical tests	305250
assessment tools	23972
postural control tasks	1180
active movement tests	2305
cervicocephalic relocation test	10

Gruppe C	
Suchbegriff	**Ergebnis**
Reproducibilty of Results (MeSH)	285734
reliability, ti/ab	110237
validity, ti/ab	118803
Sensitivity and Specificity (MeSH)	431874
test validity, ti/ab	40738
validity assessment, ti/ab	30950

© Springer Fachmedien Wiesbaden GmbH, ein Teil von Springer Nature 2018
N. Büttner, *Zervikale Bewegungs- und Kontrolldysfunktionen*,
Best of Therapie, https://doi.org/10.1007/978-3-658-20856-1

B: Suchbergriffe in der Datenbank Cochrane Library (Quelle: eigene Darstellung)

Gruppe A	
Suchbegriff	**Ergebnis**
Neck Pain (MeSH)	607
Cervical Vertebrae (MeSH)	787
Neck (MeSH)	409
Neck muscles (MeSH)	165
„cervical", ti/ab/kw	9421
„cervical spine", ti/ab/kw	752

Gruppe B	
Suchbegriff	**Ergebnis**
Diagnostic Tests, Routine (MeSH)	327
„assessment tool", ti/ab/kw	1270
„clinical test", ti/ab/kw	670
„movement control tests", ti/ab/kw	3
„sensorimotor control", ti/ab/kw	17
„joint position sense", ti/ab/kw	66
„muscle performance test", ti/ab/kw	11

Gruppe C	
Suchbegriff	**Ergebnis**
Reproducibilty of Results (MeSH)	9425
Sensitivity and Specificity (MeSH)	16256
"reliability", ti/ab/kw	5076
„validity", ti/ab/kw	5764

C: Suchbegriffe in der Datenbank Cinahl (Quelle: eigene Darstellung)

Gruppe A	
Suchbegriff	**Ergebnis**
Neck Pain (MH)	3342
Cervical Vertebrae (MH)	5345
Neck (MH)	2672
Neck muscles (MH)	701
„cervical", AB	11893
„cervical spine", AB	2413

Gruppe B	
Suchbegriff	**Ergebnis**
Diagnostic Tests, Routine (MH)	1215
Clinical Assessment Tools (MH)	70385
„clinical test", AB	465
„active movement tests", AB	2
„sensorimotor control", AB	41
„joint position sense", AB	198
„neuromuscular impairment", AB	18

Gruppe C	
Suchbegriff	**Ergebnis**
Reproducibilty of Results (MH)	15510
Sensitivity and Specificity (MH)	29328
Reliability (MH)	6182
Validity (MH)	6952

Anhang 2: Ein- und Ausschlusskriterien der Literaturrecherche
(Quelle: eigene Darstellung)

Einschlusskriterien	Ausschlusskriterien
• Sprache: Deutsch, Englisch	• Sprachen außer Deutsch und Englisch
• Studiendesign: RCT, CCT, CT, Fall-Kontroll-Studie	• Studiendesign: Meta-Analyse, Review, Einzelfallstudie, Studienprotokoll, Expertenbericht
• Alter der Probanden ≥ 18	• Alter der Probanden/Probandinnen < 18
• zervikale Bewegungs- und Kontrolldysfunktionen, Nackenschmerzen	• zervikale Stenose, Myelopathie, Facettengelenksblockaden, Radikulopathie, Spondylarthrose und –arthritis, Skapuladyskinesie, Kopfschmerzen, CMD, Operationen, Frakturen, neurologische, maligne oder rheumatoide Erkrankungen, Viruserkrankungen, Infektionen, Sprach-/Sprech-/Schluckstörungen, Symptomfreiheit
• klinische Tests zur Evaluation von zervikaler Bewegung und Kontrolle, aktive Tests	• Stabilitätstest Lig.alare, neurodynamische Tests, passive manuelle Tests zur Beurteilung intersegmentaler Beweglichkeit, Kontrolle HWS-Augen-Koordination, Bewertungsskalen, Fragebögen, Interviews
• Outcome: Reliabilität, Validität, Sensitivität, Spezifität	• Outcome: keine statistische Auswertung

Anhang 3: Ergebnisse der Literaturrecherche (Quelle: eigene Darstellung)

Datenbanken	A	B	C	Verknüpfung: Ergebnisse
PubMed	199987	17333	743895	A and B and C: 84
The Cochrane Library	10136	2351	28858	A and B and C: 15
Cinahl	19265	72112	52985	A and B and C: 123
Gesamtergebnis aller drei Datenbanken	229388	91796	825738	222

Datenbanken	Limits: Titel gelesen		Abstract gelesen
PubMed	English/German, Publication Dates 2000-2015:	70	16
The Cochrane Library	Trials:	11	2
Cinahl	English, Published Date 2000-2015:	112	21
Gesamtergebnis aller drei Datenbanken		193	39

Datenbanken	Volltext gelesen	relevante Studien	
PubMed	7	5	
The Cochrane Library	2	2	
Cinahl	6	1	
Gesamtergebnis aller drei Datenbanken	15	8	
		Duplikat:	1
		Handsuche:	3
		Endergebnis: 10	

Anhang 4: Information für Patienten/Patientinnen und Einwilligungserklärung zur Teilnahme an der klinischen Studie (Quelle: eigene Darstellung)

Sehr geehrter Patient, sehr geehrte Patientin,

vielen Dank für Ihr Interesse an der klinischen Studie.

Klinische Studien sind wichtige Voraussetzung für eine effektive therapeutische Untersuchung und Behandlung. Sie können einen Teil dazu
beitragen. Bitte lesen Sie die folgenden Informationen sorgfältig durch.

Unterschreiben Sie diese Einwilligungserklärung nur, wenn Sie an der
Studie teilnehmen möchten, wenn Sie den Hintergrund und den Ablauf
der klinischen Studie vollständig verstanden haben und wenn Sie sich
über die Rechte als StudienteilnehmerIn im Klaren sind.

Hintergrund und Ziel der Studie
Nackenbeschwerden stellen eine weit verbreitete Dysfunktion in der heu-
tigen Gesellschaft . dar. Trotz physiotherapeutischen Behandlungen,
Schmerzmedikation und Aktivität kehren die Nackenbeschwerden häufig
wieder zurück und die Therapieeffekte sind nur kurzzeitig wirksam.
Die gesamten Strukturen der Halswirbelsäule müssen durch berufliche
Anforderungen, alltägliche Ansprüche und Freizeitgestaltungen enormen
Kräften standhalten. Einseitige Belastungen, immer wiederkehrende oder
exzessive Bewegungen, gehaltene Positionen und auch der Alterungsprozess können zu Überlastungserscheinungen, Dysfunktionen und veränderten Bewegungsmustern führen.
Das Erkennen einer Bewegungs- und Kontrolldysfunktion während einer
physiotherapeutischen Untersuchung ist für eine effektive Therapiepla-
nung und -durchführung, ein umfangreiches Schmerzmanagement und
eine langfristige Unterbindung von mechanischen Fehlbelastungen es-
sentiell.

Ziel dieser Studie ist die Entwicklung und Überprüfung einer Testbatterie
von aktiven Bewegungsteste der oberen Extremität und des Kopfes zur
Identifikation einer Bewegungs- und Kontrolldysfunktion und einer damit
einhergehenden möglichen Klassifizierung Ihrer Beschwerden.

Ablauf der Studie
Die Testdurchführung findet in den Praxisräumen von Therapy4U statt.
Vor der Testung werden Sie gebeten, zwei Fragebögen zu beantworten.
Im Anschluss werden Sie angeleitet sieben aktive Bewegungsteste

durchzuführen. Die Teste sind einfach und unkompliziert. Der Untersuchungszeitraum beträgt ca. 15 Minuten. Die Testdurchführung findet einmalig statt.

Risiken und Beschwerden während der Untersuchung
Während der Testdurchführung besteht für Sie kein Risiko. Falls Beschwerden während oder nach den aktiven Bewegungen auftreten sollten, teilen Sie dies bitte dem untersuchenden Therapeuten mit.

Nutzen für Sie
Durch die Teilnahme an der Studie könnte der weiterbehandelnde Therapeut effektiver Ihre Behandlung gestalten, um eine schnelle Beschwerdereduktion zu erreichen, sofern Sie eine Ergebnismitteilung an den weiterbehandelnden Therapeuten wünschen.

Umgang mit Daten
Ihre Personalien sowie die erhobenen Daten werden vom gesamten Studienteam vertraulich behandelt. Die Darstellung der Daten in der fertigen Arbeit wird nicht auf Sie zurückzuführen sein. Nach der Datenauswertung bekommen sie das Studienergebnis mitgeteilt. Wenn Sie aus der Studie ausscheiden möchten, werden keine weiteren Daten erhoben.

Die Teilnahme an der Studie erfolgt freiwillig. Sie können jederzeit die Durchführung der Teste oder die Teilnahme an der Studie ohne Angaben von Gründen abbrechen oder beenden. Sollte dies der Fall sein, würde sich die Studienleiterin freuen, wenn Sie über den Grund des Ausscheidens informiert werden würde. Die Ablehnung der Teilnahme oder das Ausscheiden aus der Studie hat keine nachteiligen Folgen für Ihre physiotherapeutische Betreuung bei Therapy4U.

Falls Fragen während oder nach dem Studienverlauf auftreten sollten, können Sie sich jederzeit an die Studienleiterin über Therapy4U wenden.

Ich bedanke mich herzlich für Ihre Unterstützung und würde mich freuen, Sie als StudienteilnehmerIn begrüßen zu dürfen.

Nadja Gwosdz, B.Sc.
Studienleiterin

....
Unterschrift ProbandIn

Anhang 5

Test 1: zervikale Rotation (Quelle: eigene Darstellung)

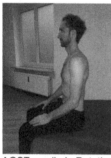 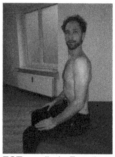

AGST zervikale Rotation   EST zervikale Rotation
(Quelle: eigene Darstellung)   (Quelle: eigene Darstellung)

Probandenposition: Sitz
Therapeutenposition: lateral auf der Seite, zu der bewegt wird

Instruktion	„Aufrechte Sitzhaltung. Drehen Sie den Kopf so weit wie möglich nach rechts. Holen Sie den Kopf wieder zurück. Wiederholen Sie die Bewegung drei Mal." „Drehen Sie den Kopf so weit wie möglich nach links. Holen Sie den Kopf wieder zurück. Wiederholen Sie die Bewegung drei Mal."
Bewegungsausführung korrekt	- Gleichgewicht zwischen intrinsischen und extrinsischen Rotatoren - Gleichgewicht zwischen Rotatoren, Flexoren und Extensoren - flüssige Rotation um vertikale Achse bei gleichmäßiger Bewegung oHWS u uHWS von je 40-45° - vertikale Ausrichtung des Gesichts - horizontale Ausrichtung der Augen
Bewegungsausführung inkorrekt	- Ausweichbewegung in Extension: Dominanz M.sternocleidomastoideus, vermehrte Bewegung der oHWS, schlechte Rekrutierung intrinsische Rotatoren, vermehrte Aktivität M.trapezius descndens u M.levator scapulae - Ausweichbewegung in Flexion: vermehrte Translation des Kopfes und/oder der HWS nach anterior, Dominanz M.scaleni und M.sternocleidomastoideus - Ausweichbewegung in Lateralflexion - vergrößerte translatorische Bewegung im Vergleich zur axialen Rotation - Ungleichgewicht Bewegungsentfaltung oHWS und uHWS - Protraktion Kopf - Staccato-Bewegung

mögliche verbale Korrektur	- Gesicht bleibt vertikal - Augen bleiben horizontal - Drehung noch weiter möglich
mögliche Dysfunktion	Extensions-Rotations-Dysfunktion, Flexions-Rotations-Dysfunktion

Test 2: zervikale Extension (Quelle: eigene Darstellung)

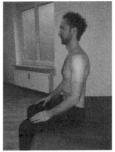 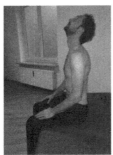

AGST zervikale Extension   EST zervikale Extension
(Quelle: eigene Darstellung)   (Quelle: eigene Darstellung)

Probandenposition: Sitz
Therapeutenposition: lateral

Instruktion	„Aufrechte Sitzhaltung. Schauen Sie mit den Augen zur Decke und legen den Kopf so weit wie möglich in den Nacken. Holen Sie den Kopf wieder zurück. Wiederholen Sie die Bewegung drei Mal."
Bewegungsausführung korrekt	- Gleichgewicht zwischen intrinsischen und extrinsischen Extensoren - Gleichgewicht zwischen Extensoren und Flexoren - Rotationsachse durch die Ohren - flüssiger Bewegungsablauf der uHWS und oHWS: ca. 70° in uHWS - Einleitung des Zurückkommens über oHWS-Flexion
Bewegungsausführung inkorrekt	- vergrößerte posteriore Translation, verringerte posteriore sagittale Rotation - Überaktivität M.trapezius descendens und M.levator scapulae - insuffiziente Aktivität intrinsischer Flexoren - Unvermögen Kopf zurückzuholen - vergrößerte Extension der oHWS im Vergleich zur uHWS - Einleitung der Flexion über M.sternocleidomastoideus und M.scaleni, vergrößerte Flexion uHWS

	- beim Zurückkommen Flexion der oHWS als letzte Komponente - Staccato-Bewegung
mögliche verbale Korrektur	- Kopf noch weiter in den Nacken legen - Beibehalten der Drehachse durch die Ohren
mögliche Dysfunktion	Extensions-Dysfunktion, Extensions-Rotations-Dysfunktion

Test 3: zervikale Flexion (Quelle: eigene Darstellung)

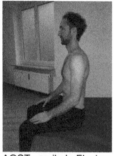

AGST zervikale Flexion
(Quelle: eigene Darstellung)

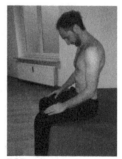

EST zervikale Flexion
(Quelle: eigene Darstellung)

Probandenposition: Sitz
Therapeutenposition: lateral

Instruktion	„Aufrechte Sitzhaltung. Legen Sie das Kinn so weit wie möglich auf die Brust. Holen Sie den Kopf wieder zurück. Wiederholen Sie die Bewegung drei Mal."
Bewegungsausführung korrekt	- Gleichgewicht zwischen intrinsischen und extrinsischen Flexoren - Gleichgewicht zwischen Flexoren und Extensoren - Rotationsachse durch die Ohren - flüssiger Bewegungsablauf der uHWS und oHWS, meiste Bewegungsentfaltung in der mittleren HWS mit Aufhebung der Lordose
Bewegungsausführung inkorrekt	- vergrößerte anteriore Translation, verringerte anteriore sagittale Rotation - Überaktivität M.sternocleidomastoideus und M.scaleni - Protraktion Kopf - uHWS-Flexion vergrößert im Vergleich zur oHWS-Flexion, mangelnde Flexion in der oHWS - insuffiziente Aktivität Extensoren
mögliche verbale Korrektur	- Kopf noch weiter auf die Brust legen - Beibehalten der Drehachse durch dir Ohren
mögliche Dysfunktion	Flexions-Dysfunktion, Flexions-Rotations-Dysfunktion

Test 4: Pro- und Retraktion des Kopfes (Quelle: eigene Darstellung)

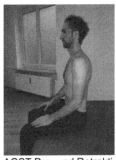 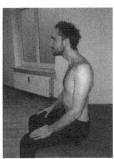 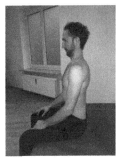

AGST Pro- und Retrakti-
on (Quelle: eigene Dar-
stellung)

EST Protraktion
(Quelle: eigene Darstel-
lung)

EST Retraktion
(Quelle: eigene Darstellung)

Probandenposition: Sitz
Therapeutenposition: lateral

Instruktion	„Aufrechte Sitzhaltung. Schieben Sie das Kinn so weit wie möglich nach vorne und holen es wieder zurück. Die Augen bleiben horizontal. Wiederholen Sie die Bewegung drei Mal." „Schieben Sie das Kinn so weit wie möglich nach hinten und holen es wieder zurück. Die Augen bleiben horizontal. Wiederholen Sie die Bewegung drei Mal."
Bewegungsausführung korrekt	- horizontale Augen-Nasen-Linie - Protraktion: oHWS-Extension und uHWS-Flexion - Retraktion: oHWS-Flexion und uHWS-Extension
Bewegungsausführung inkorrekt	- Protraktion: exzessive uHWS-Flexion mit Verlust der oberen HWS-Extension → Extensions-Dysfunktion - Retraktion: exzessive unterer HWS-Extension mit Verlust der oberen HWS-Flexion → Flexions-Dysfunktion - Schultergürtel Protraktion oder Elevation - Flexion BWS - Oberkörperneigung nach vorne oder hinten
mögliche verbale Korrektur	- Kinn noch weiter nach vorne bzw. hinten schieben - Augen bleiben horizontal
mögliche Dysfunktion	Extensions-Dysfunktion, Extensions-Rotations-Dysfunktion, Flexions-Dysfunktion, Flexions-Rotations-Dysfunktion

Test 5: Oberkörperneigung (Quelle: eigene Darstellung)

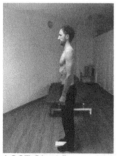 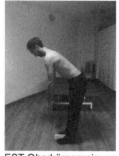

AGST Oberkörperneigung   EST Oberkörperneigung
(Quelle: eigene Darstellung)   (Quelle: eigene Darstellung)

Probandenposition: Stand
Therapeutenposition: lateral

Instruktion	„Aufrechte Standhaltung. Lehnen Sie ihren Oberkörper so weit wie möglich aus der Hüfte aufrecht nach vorne. Die Augen folgen der Bewegung. Die Arme bleiben hängen. Kommen Sie wieder zurück. Wiederholen Sie die Bewegung drei Mal."
Bewegungsausführung korrekt	- neutrale HWS-Position - Gleichgewicht zwischen Flexoren und Extensoren - minimale Schulterprotraktion - Augen zum Boden gerichtet - keine Bewegung der HWS - keine exzessive Bewegung der BWS
Bewegungsausführung inkorrekt	- Protraktion Kopf - Ausweichbewegung der HWS in Extension oder Flexion - übermäßige Kontraktion extrinsischer Muskeln - exzessive Bewegung der BWS - Schultergürtelprotraktion oder –elevation
mögliche verbale Korrektur	- Kopf nicht abknicken - HWS bleibt in Verlängerung zur BWS und LWS
mögliche Dysfunktion	Extensions-Dysfunktion, Flexions-Dysfunktion

Test 6: bilaterale Armelevation (Quelle: eigene Darstellung)

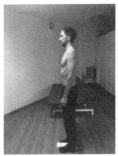 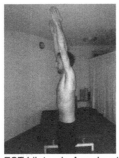

AGST bilaterale Armelevation
(Quelle: eigene Darstellung)

EST bilaterale Armelevation
(Quelle: eigene Darstellung)

Probandenposition: Stand
Therapeutenposition: lateral
Metronom: 60 Schläge pro Minute

Instruktion	„Aufrechte Standhaltung. Heben Sie gleichzeitig beide Arme gestreckt so weit wie möglich an. Das Metronom gibt Ihnen den Takt vor. Bei Schlag 1 gehen die Arme nach oben, bei Schlag 2 nach unten. Schwingen Sie die Arme locker und gleichmäßig. Die Augen bleiben horizontal. Wiederholen Sie die Bewegung acht Mal"
Bewegungsausführung korrekt	- Gleichgewicht zwischen Flexoren und Extensoren in stabilisierende Richtung - symmetrische Schulter- und Armbewegung - keine Bewegung der HWS - Kopf bleibt ruhig
Bewegungsausführung inkorrekt	- Protraktion Kopf - Kinn geht nach ventro-cranial - Translation HWS - Extension HWS - Ausweichbewegung BWS - Dysbalance in Stabilität untere vs. oberer HWS - Dysbalance der extrinsischen Extensoren und intrinsischen Flexoren mit Ausweichbewegung in Extension der uHWS und Verlust der Flexion der oHWS
mögliche verbale Korrektur	- Kopf in neutraler Position halten - Arme noch weiter anheben - Augen bleiben horizontal
mögliche Dysfunktion	Extensions-Dysfunktion, Flexions-Dysfunktion

Test 7: Schultergelenksflexion mit Gewicht (Quelle: eigene Darstellung)

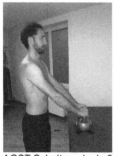

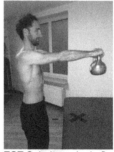

AGST Schultergelenksflexion
mit Gewicht
(Quelle: eigene Darstellung)

EST Schultergelenksflexion mit
Gewicht
(Quelle: eigene Darstellung)

Probandenposition: Stand, gestreckte Armlänge von 4kg Kettlebell
entfernt, Hände liegen auf dem Griff der Kettlebell, Liege auf Scham-
beinhöhe der Person
Therapeutenposition: lateral
Metronom: 60 Schläge pro Minute

Instruktion	„Aufrechte Standhaltung. Heben Sie das Gewicht mit beiden gestreckten Armen bis auf Kinnhöhe (90°) an. Das Metronom gibt Ihnen den Takt vor. Bei Schlag 1 wird das Gewicht angehoben, bei Schlag 2 nach unten geführt. Das Gewicht nicht absetzen. Wiederholen Sie die Bewegung acht Mal."
Bewegungsausführung korrekt	- Gleichgewicht zwischen Flexoren und Extensoren in stabilisierende Richtung - neutrale HWS - keine Protraktion und/oder Elevation Schultern - minimale Bewegung des Kopfes - keine Ausweichbewegung der BWS
Bewegungsausführung inkorrekt	- Protraktion Kopf - Kinn geht nach ventro-cranial - Translation HWS - Dysbalance in Stabilität untere vs. oberer HWS - zervikale Extension - Schulterelevation
mögliche verbale Korrektur	- Kopf in neutraler Position halten - Augen bleiben horizontal
mögliche Dysfunktion	Extensions-Dysfunktion, Flexions-Dysfunktion,

Anhang 6: Beurteilungsprotokoll (Quelle: eigene Darstellung)

Test	korrekt	in-korrekt	Auffällig-keiten/ Richtung	Sym pto me
1 **zervikale Rotation** „Aufrechte Sitzhaltung. Drehen Sie den Kopf so weit wie möglich nach rechts. Holen Sie den Kopf wieder zurück. 3x" „Drehen Sie den Kopf so weit wie möglich nach links. Holen Sie den Kopf wieder zurück. 3x"				
2 **zervikale Extension** „Aufrechte Sitzhaltung. Schauen Sie mit den Augen zur Decke u legen den Kopf so weit wie möglich in den Nacken. Holen Sie den Kopf wieder zurück. 3x"				
3 **zervikale Flexion** „Aufrechte Sitzhaltung. Legen Sie das Kinn so weit wie möglich auf die Brust. Holen Sie den Kopf wieder zurück. 3x"				
4 **Pro- und Retraktion des Kopfes** „Aufrechte Sitzhaltung. Schieben Sie das Kinn so weit wie möglich nach vorne u holen es wieder zurück. Augen bleiben horizontal. 3x" „Schieben Sie das Kinn so weit wie möglich nach hinten u holen es wieder zurück. Augen bleiben horizontal. 3x"				
5 **Oberkörperneigung** „Aufrechte Standhaltung. Lehnen Sie ihren Oberkörper so weit wie möglich aus der Hüfte aufrecht nach vorne. Die Augen folgen der Bewegung. Arme bleiben hängen. Kommen Sie wieder zurück. 3x"				
6 **bilaterale Schultergelenkselevation** „Aufrechte Standhaltung. Heben Sie gleichzeitig beide Arme gestreckt so weit wie möglich an. Das Metronom gibt Ihnen den Takt vor. Bei Schlag 1 gehen die Arme nach oben, bei Schlag 2 nach unten. Schwingen Sie die Arme locker und gleichmäßig. Die Augen bleiben horizontal. 8x"				

Bewegungs- und Kontrolldysfunktion: ja   nein

Richtung der Dysfunktion   Ext   Ext-Rot   Flex   Flex-Rot

Anhang 7: NDI (Cramer et al., 2014)

Fragebogen

Nr.	Frage	Antwort (bitte ankreuzen)
1	**Schmerzintensität**	
	Momentan habe ich keine Schmerzen.	
	Ich habe im Moment sehr geringe Schmerzen.	
	Ich habe im Moment mäßige Schmerzen.	
	Ich habe im Moment ziemlich starke Schmerzen.	
	Ich habe im Moment sehr starke Schmerzen.	
	Ich habe im Moment die stärksten Schmerzen, die ich mir vorstellen kann.	
2	**Persönliche Körperpflege (z.B. Waschen, Anziehen)**	
	Ich kann meine Körperpflege erledigen, ohne dass dies zusätzliche Schmerzen verursacht.	
	Ich kann meine Körperpflege erledigen, aber es verursacht mir zusätzliche Schmerzen.	
	Das Erledigen der Körperpflege ist schmerzhaft, und ich bin dabei langsam und vorsichtig.	
	Ich brauche etwas Hilfe, aber ich kann den größten Teil meiner Körperpflege selbst besorgen.	
	Ich brauche täglich Hilfe bei den meisten Verrichtungen meiner Körperpflege.	
	Ich ziehe mich nicht an, wasche mich nur mit Mühe und bleibe im Bett.	
3	**Heben**	
	Ich kann schwere Gegenstände ohne zusätzliche Schmerzen heben.	
	Ich kann schwere Gegenstände heben, aber dies verursacht zusätzliche Schmerzen.	
	Meine Schmerzen hindern mich daran, schwere Gegenstände vom Boden aufzuheben. Aber ich kann schwere Gegenstände heben, wenn sie günstig positioniert sind (z.B. auf dem Tisch).	
	Meine Schmerzen hindern mich daran, schwere Gegenstände vom Boden aufzuheben. Aber ich kann mittelschwere Gegenstände heben, wenn sie günstig positioniert sind.	
	Ich kann nur sehr leichte Gegenstände heben.	
	Ich kann überhaupt nichts heben oder tragen.	
4	**Lesen**	
	Ich kann lesen, soviel ich will, ohne Nackenschmerzen zu bekommen.	
	Ich kann lesen, soviel ich will, aber ich bekomme davon leichte Nackenschmerzen.	

	Ich kann lesen, soviel ich will, aber ich bekomme davon mäßige Nackenschmerzen.		
	Ich kann wegen mäßiger Nackenschmerzen nicht soviel lesen, wie ich will.		
	Ich kann wegen starker Nackenschmerzen kaum lesen.		
	Ich kann überhaupt nicht mehr lesen.		
5	**Kopfschmerzen**		
	Ich habe überhaupt keine Kopfschmerzen.		
	Ich habe leichte Kopfschmerzen, die unregelmäßig auftreten.		
	Ich habe mäßige Kopfschmerzen, die unregelmäßig auftreten.		
	Ich habe mäßige Kopfschmerzen, die regelmäßig auftreten.		
	Ich habe starke Kopfschmerzen, die regelmäßig auftreten.		
	Ich habe die meiste Zeit Kopfschmerzen.		
6	**Konzentration**		
	Ich kann mich, wenn ich will, ohne Schwierigkeiten voll konzentrieren.		
	Ich kann mich, wenn ich will, mit leichten Schwierigkeiten voll konzentrieren.		
	Ich habe ziemliche Schwierigkeiten mich zu konzentrieren, wenn ich es will.		
	Ich habe große Schwierigkeiten mich zu konzentrieren, wenn ich es will.		
	Ich habe sehr große Schwierigkeiten mich zu konzentrieren, wenn ich es will.		
	Ich kann mich überhaupt nicht konzentrieren.		
7	**Arbeit**		
	Ich kann soviel Arbeit erledigen, wie ich möchte.		
	Ich kann nur meine übliche Arbeit erledigen, aber nicht mehr.		
	Ich kann den größten Teil meiner üblichen Arbeit verrichten, aber nicht mehr.		
	Ich kann meine übliche Arbeit nicht erledigen.		
	Ich kann kaum eine Arbeit erledigen.		
	Ich kann überhaupt keine Arbeit erledigen.		
8	**Auto fahren**		
	Ich kann Auto fahren ohne Nackenschmerzen zu bekommen.		
	Ich kann Auto fahren, so lange ich will, mit leichten Nackenschmerzen.		
	Ich kann Auto fahren, so lange ich will, mit mäßigen Nackenschmerzen.		
	Ich kann wegen mäßiger Nackenschmerzen nicht Auto fahren, solange ich will.		
	Ich kann wegen starker Nackenschmerzen kaum Auto fahren.		
	Ich kann überhaupt nicht Auto fahren.		

9	**Schlafen**	
	Ich habe keine Schlafprobleme.	
	Mein Schlaf ist kaum gestört (weniger als 1 Stunde schlaflos).	
	Mein Schlaf ist leicht gestört (1-2 Stunden schlaflos).	
	Mein Schlaf ist mäßig gestört (2-3 Stunden schlaflos).	
	Mein Schlaf ist stark gestört (3-5 Stunden schlaflos).	
	Mein Schlaf ist komplett gestört (5-7 Stunden schlaflos).	
10	**Freizeitaktivität (FA) - Erholung**	
	Ich kann alle meine Freizeitaktivitäten ohne Nackenschmerzen ausüben.	
	Ich kann, wenn auch mit einigen Nackenschmerzen, alle meine Freizeitaktivitäten ausüben.	
	Wegen Nackenschmerzen kann ich die meisten, aber nicht alle meiner täglichen Freizeitaktivitäten ausüben.	
	Ich kann wegen meiner Nackenschmerzen nur einige meiner Freizeitaktivitäten ausüben.	
	Ich kann wegen meiner Nackenschmerzen kaum irgendwelche Freizeitaktivitäten ausüben.	
	Ich kann überhaupt keine Freizeitaktivitäten ausüben.	

Anhang 8: VAS (Quelle: eigene Darstellung)

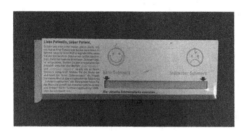

VAS: Antwortseite der Probanden

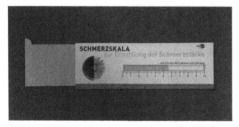

VAS: Ableseseite durch Versuchsauswerter

Anhang 9: FABQ (eigene Darstellung nach Staerkle et al., 2004)

Fragebogen 2

	vollständig nicht einverstanden	weiß nicht	vollständig einverstanden

1. Meine Schmerzen werden durch körperliche Arbeit verursacht.	0	1	2	3	4	5	6
2. Körperliche Aktivität verstärkt meine Schmerzen.	0	1	2	3	4	5	6
3. Körperliche Aktivität könnte meinem Rücken schaden.	0	1	2	3	4	5	6
4. Ich sollte körperliche Aktivität vermeiden, die (vielleicht) meine Schmerzen verstärken.	0	1	2	3	4	5	6
5. Ich kann körperliche Aktivitäten nicht ausführen, die (vielleicht) meine Schmerzen verstärken.	0	1	2	3	4	5	6
6. Meine Schmerzen wurden durch meine Arbeit oder einen Unfall bei meiner Arbeit ausgelöst.	0	1	2	3	4	5	6
7. Meine Arbeit verstärkt meine Schmerzen.	0	1	2	3	4	5	6
8. Ich habe wegen meinen Schmerzen einen Anspruch auf Rente.	0	1	2	3	4	5	6
9. Meine Arbeit ist zu anstrengend für mich.	0	1	2	3	4	5	6
10. Meine Arbeit verstärkt meine Schmerzen.	0	1	2	3	4	5	6
11. Meine Arbeit könnte meinem Rücken schaden.	0	1	2	3	4	5	6
12. Ich sollte meine tägliche Arbeit mit meinen jetzigen Schmerzen nicht ausführen.	0	1	2	3	4	5	6

13. Ich kann mit meinen jetzigen Schmerzen meine tägliche Arbeit nicht mehr ausführen.	0	1	2	3	4	5	6
14. Ich kann meine tägliche Arbeit nicht ausführen, bevor meine Schmerzen behandelt werden.	0	1	2	3	4	5	6
15. Ich glaube, dass ich in den nächsten 3 Monaten nicht normal arbeiten gehen kann.	0	1	2	3	4	5	6
16. Ich glaube, dass ich nie wieder normal arbeiten kann.	0	1	2	3	4	5	6

Printed in the United States
By Bookmasters